Yoga para embarazadas

Primera edición: febrero de 2023
Título original: MAHO NO MATERNITY YOGA
© B-life, 2021
© de la traducción, Raquel Viadel, 2023
© de esta edición, Futurbox Project S. L., 2023
Todos los derechos reservados, incluido el derecho de reproducción total o parcial.
Publicado originalmente en Japón en 2021 por SEKAIBUNKA Books Inc.
Los derechos de traducción al castellano se han gestionado con SEKAIBUNKA Publishing Inc.
mediante TOHAN CORPORATION, TOKYO.

Créditos de participación en la edición japonesa:
Texto: Naomi Kayashima
Diseño: Misato Kakinuma
Fotografías: Tomomi Chiziiwa
Otras aportaciones fotográficas: B-life (p. 2, 10, 130, 133, 134) y Adobe Stock (p. 11, 19, 23, 43, 45, 47, 49, 65, 67, 103, 107, 109, 129-134).
Cooperación en las ilustraciones: Adobe Stock
Editor: Asami Sugiyama (SEKAIBUNKA Books Inc.)

Adaptación del diseño interior: Taller de los Libros
Diseño de cubierta: Taller de los Libros

Publicado por Kitsune Books
C/ Aragó, n.º 287, 2.º 1.ª
08009, Barcelona
www.kitsunebooks.org

ISBN: 978-84-18524-65-3
THEMA: VFMG1
Depósito legal: B 2386-2023
Preimpresión: Taller de los Libros
Impresión y encuadernación: Liberdúplex
Impreso en España – *Printed in Spain*

MARIKO Y TOMOYA

YOGA
PARA
EMBARAZADAS

Ejercicios sencillos para cuidarse
antes y después del parto

TRADUCCIÓN DE
Raquel Viadel

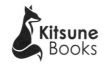

Kitsune Books

ÍNDICE

Prólogo 7

Preparativos y precauciones 10

Contenido del libro..11

Capítulo 0

Siente el vínculo con el bebé

Cinco beneficios del yoga para embarazadas 13

¿Cuándo es el momento adecuado?..24

¿Qué movimientos debo evitar?..25

Calentamiento y técnicas de respiración..26

Capítulo 1

Cuida tu cuerpo

Entender las molestias...42

Período estable 46

Sobre la comida 48

Yoga para eliminar las molestias...50

Capítulo 2

Cuidar el corazón

Confía en tu yo del futuro 64
Cómo manejar la información 66
Yoga relajante para el cuerpo y la mente 68

Capítulo 3

Prepara el cuerpo para tener un parto fácil

Método de respiración 82
Planea el nacimiento y la experiencia del parto 84
Yoga para mejorar la condición física y tener un parto fácil.................... 86

Capítulo 4

Cuidados posparto

¿Necesito hacer dieta después del parto? 102
Realiza ejercicios después de dar a luz 104
Apóyate en las personas que te rodean 106
Ser padres primerizos y tener tiempo a solas 108
Yoga de recuperación posparto 110
Yoga en pareja para embarazadas 124

Mariko y Tomoya responden 129
Cómo utilizar el calendario de dos semanas, antes y
después de dar a luz 135
Para terminar 140
Sobre los autores 143

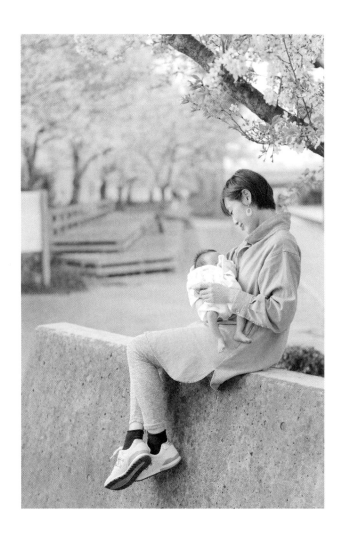

Hola, soy Tomoya, del canal japonés de YouTube *B-life*. Junto a mi mujer, Mariko, hacemos vídeos cortos de yoga y *fitness*.

Hemos escrito este libro para las mujeres embarazadas. De hecho, el primer embarazo de Mariko fue lo que nos motivó a comenzar nuestro canal de YouTube. Ella es experta en acondicionamiento físico y trabaja como instructora de yoga y *fitness;* este libro es una recopilación de las rutinas de yoga prenatal y posparto y de cuidado personal que Mariko siguió antes, durante y después de su segundo embarazo.

Antes de empezar, te contaré un poco más sobre nosotros: empezamos con nuestro canal de YouTube, *B-life,* en 2016; ambos estábamos desempleados y teníamos tiempo para grabar y subir vídeos donde aparecía nuestra hija recién nacida. Aunque el proyecto no generaba ingresos, seguimos adelante con él porque nos proporcionaba un propósito.

A Mariko siempre le ha encantado practicar ejercicio y antes de quedarse embarazada había sido una instructora de yoga, *fitness* y *ballet* muy activa; impartía unas veinte clases a la semana. Durante el embarazo, sin embargo, no podía hacer nada de deporte. A raíz de eso, pensé en qué podíamos hacer para ayudar a todas esas personas que desean hacer ejercicio pero no pueden, y este fue el punto de partida de nuestro canal de YouTube.

Nuestros vídeos empezaron a recibir cada vez más visitas. No solo los veían mujeres embarazadas o que acababan de dar a luz, sino también amas de casa que estaban ocupadas cuidando de sus hijos y que no tenían tiempo libre para hacer ejercicio debido al trabajo. Las mujeres no eran las únicas que nos seguían; nuestros vídeos también han ayudado a muchas personas con una mala condición física o problemas psicológicos. Con el tiempo, superamos nuestras expectativas, pues gente en muy distintas circunstancias empezó a practicar yoga B-life en su tiempo libre.

Desde sus inicios, la intención de *B-life* ha sido hacerte sentir hermosa y feliz en tu día a día. Con nuestros vídeos de YouTube queremos contribuir todo lo posible a mejorar la salud de nuestros suscriptores y a hacer que se sientan más felices. Ahora, años después, nuestro objetivo sigue siendo el mismo.

En los últimos tiempos, debido a la pandemia de covid-19, nuestras vidas se han visto enormemente afectadas. Se ha generalizado el llevar mascarillas y evitar los espacios cerrados y el contacto estrecho con otras personas. Es más difícil hablar cara a cara con alguien y cada vez estamos más distantes.

Ya no podemos impartir las clases y realizar los eventos de yoga que organizábamos mensualmente antes de la pandemia. Además, prácticamente ha desaparecido toda interacción con otras personas, y el hogar se ha convertido en el único espacio de comunicación entre la gente.

Después de preguntarnos qué podíamos hacer ante esta situación, decidimos comenzar a transmitir vídeos en directo en YouTube. Practicar yoga a la vez que otras cinco mil personas más fue una experiencia totalmente nueva. Cuando leemos los conmovedores mensajes que nos llegan de todo el mundo mientras hacemos yoga, siento como si esas cinco mil personas practicasen yoga a nuestro lado, a pesar de que en la habitación solo estemos Mariko y yo. Aunque no las vemos, sentimos una conexión con todas ellas y esto nos provoca un sentimiento de satisfacción y felicidad.

El programa de yoga «Connect» nació de esta experiencia positiva. Los conceptos básicos del programa son «conexión» y «vínculo», pues nuestro objetivo es crear un vínculo entre las personas que han estado aisladas a causa del coronavirus y reconectar la mente y el cuerpo. Esto es muy importante durante el embarazo, porque las futuras madres tienen más dificultades para salir y tienen las emociones a flor de piel.

Mariko no suele hacer planes para el futuro; en lugar de centrarse en lo que vendrá, prefiere pensar en el presente; para ella lo importante es vivir el momento.

Connect

¡Haz clic aquí para ver la lista de reproducción «Maternity Yoga» que incluye el programa «Connect»!

Sin embargo, durante el embarazo de nuestro segundo hijo le pregunté qué quería hacer en un futuro, y respondió que deseaba escribir un libro de yoga prenatal, pues tenía muchas ganas de compartir sus conocimientos y experiencias con otras mujeres.

El 11 de marzo de 2021 nació nuestro segundo hijo. Creo que fue cosa del destino que naciera ese día, porque no era la fecha programada.

Los nacimientos durante la crisis del coronavirus eran muy especiales. En muchos casos, no se permitía la entrada a los acompañantes ni las visitas en el hospital, por lo que no pude presenciar el parto. Mariko dio a luz sola, pero, incluso en esas circunstancias, el yoga le permitió encontrarse con su yo interior y sentir la conexión con el bebé y su familia.

En *El principito*, Saint-Exupéry escribió: «Lo esencial es invisible a los ojos», y la crisis del coronavirus lo ha demostrado, pues muchos de nosotros nos hemos dado cuenta de lo que realmente importa.

Las rutinas de yoga y cuidado personal que presentamos en este libro no solo te llevarán a tener un parto seguro: también te ayudarán a fortalecer la conexión entre el cuerpo y la mente y el vínculo con tu bebé, tu familia y las personas que te quieren.

Espero que tu embarazo sea maravilloso.

TOMOYA

Contenido del libro

En este libro, escrito durante su segundo embarazo, Mariko, instructora de *B-life*, presenta seis programas de yoga y consejos de cuidado personal, de pareja y para la crianza de los hijos.

Encuentra una manera de sentirte cómoda contigo misma, con tu bebé y con tu familia.

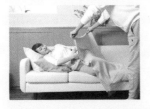

1 Consejos de autocuidado prenatales y de posparto

Proponemos un método para que te deshagas de las preocupaciones previas y posteriores al parto; son momentos de muchos cambios. Al final del libro, Tomoya, el esposo de Mariko y encargado de la gestión de *B-life*, reflexiona sobre ser padre en esta época en la que tenemos que pasar más tiempo en casa.

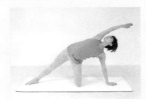

2 Cinco tipos de ejercicios de yoga con diferentes propósitos

Aquí encontrarás cinco programas distintos: yoga de calentamiento, yoga para cuidar el cuerpo, yoga para cuidar la mente, yoga de acondicionamiento físico para tener un parto sencillo y yoga para el posparto. En el posparto también es recomendable hacer yoga de calentamiento (p. 104). Todos los ejercicios incluyen un código QR que te dirigirá a los vídeos.

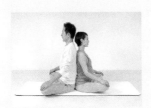

3 Yoga con tu pareja

Te proponemos un programa de yoga para hacer con tu pareja durante el embarazo. Además, aprenderéis un tipo de masaje que tu pareja podrá darte si no te resulta posible acudir a un masajista (p. 128).

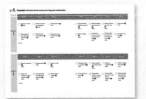

4 Dos programas de dos semanas

Encontrarás un calendario con un programa de yoga prenatal y uno de posparto para que el yoga se convierta en una rutina. Puedes imprimirlo y colgarlo en la pared para utilizarlo y escribir en él. Puedes encontrarlo en la página 135.

Preparativos y precauciones

1 Esterilla de yoga

Si practicas yoga directamente sobre el suelo, puedes hacerte daño en la espalda y en la zona lumbar. Te recomiendo que utilices una esterilla de yoga para una práctica correcta y segura. No uses una toalla en su lugar porque te resbalarás.

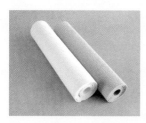

2 Bloques de yoga, cojines y toallas

Emplea un bloque de yoga para realizar las posturas en las que debes inclinar el cuerpo hacia delante o hacia los lados. Si no tienes bloques, puedes usar un rollo de papel higiénico como sustituto, ya que su núcleo es robusto. También se recomienda el uso de cojines y toallas para las posturas en que la pelvis debe estar erguida, y para las que se realicen tumbada de lado.

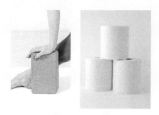

3 Ropa

Ponte cualquier prenda que no te apriete la barriga y con la que puedas moverte con facilidad. Evita la ropa que no cumpla esas características, como los vaqueros. Si te resbalas con los calcetines o te cuesta hacer fuerza, quítatelos.

4 Un lugar cómodo

Elige un espacio donde te puedas concentrar, un sitio en el que no haga demasiado calor ni demasiado frío, que no esté expuesto a la luz solar directa y donde no haya mucho ruido. Si te sientes incómoda, te costará concentrarte, así que intenta deshacerte de lo que te molesta.

5 Evita hacer yoga justo después de comer

Después de comer, la energía se reduce porque se necesita una parte de esta para hacer la digestión. Por tanto, practica yoga antes de comer o espera al menos una hora después de hacerlo.

6 Otras precauciones

- No practiques yoga si corres el riesgo de sufrir un parto prematuro.
- Tampoco practiques yoga si sufres náuseas matutinas, hinchazón estomacal o sangrado.
- No realices los ejercicios si sientes dolor severo de espalda, de cadera, en la zona púbica o en la articulación sacroilíaca.
- Si no eres capaz de juzgar por ti misma si puedes hacerlo o no, consulta con tu médico.

Capítulo 0

Siente el vínculo con el bebé

Cinco beneficios del yoga para embarazadas:

1. **Alivia y previene las molestias.**

2. **Te mantiene en forma y mejora la condición física y la flexibilidad.**

3. **Mejora la respiración.**

4. **Fortalece y prepara la pelvis.**

5. **Proporciona tranquilidad.**

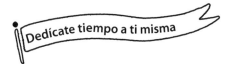
Dedícate tiempo a ti misma

Cinco beneficios

El gran atractivo del yoga es que te ayuda a enfrentarte a ti misma y a centrarte en el ahora para que puedas preparar el cuerpo y la mente. Además, practicarlo durante el embarazo **te permitirá sentir el vínculo con el bebé** y profundizar en la comunicación con tu futuro hijo o hija.

En septiembre de 2015 di a luz a mi primera hija, y en marzo de 2021, al segundo.

Cuando te quedas embarazada, no puedes comer todo lo que quisieras, ni hacer todo el ejercicio que desearías.

Es normal que des prioridad al bebé por encima de todo, pero darle demasiadas vueltas a la cabeza tampoco es lo mejor. A veces, sin darnos cuenta, nos olvidamos de nuestra propia comodidad y felicidad.

Cuando empiezas a criar a tus hijos, cuidarte a ti misma pasa a un segundo plano. Sin embargo, ser madre no significa que tengas que sacrificarlo todo. Si tu cuerpo y tu mente no gozan de una buena salud, tu hijo tampoco la tendrá.

Por eso, quiero que **valores los momentos en que practiques yoga durante el embarazo y una vez hayas dado a luz.**

Cuando me quedé embarazada por segunda vez, tuve la oportunidad de volver a aprender yoga para embarazadas y confirmar sus efectos.

A continuación, te explicaré los cinco beneficios principales.

1 Alivia y previene las molestias

Durante el embarazo, **los músculos y los huesos no pueden seguir el ritmo de los cambios que sufre el cuerpo, lo que causa rigidez y dolor.** Las mujeres que sufren de dolor de espalda crónico, rigidez en los hombros o hinchazón, notarán la espalda tensa y calambres en las piernas.

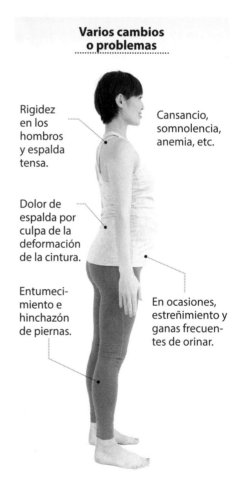

Varios cambios o problemas

Rigidez en los hombros y espalda tensa.

Cansancio, somnolencia, anemia, etc.

Dolor de espalda por culpa de la deformación de la cintura.

Entumecimiento e hinchazón de piernas.

En ocasiones, estreñimiento y ganas frecuentes de orinar.

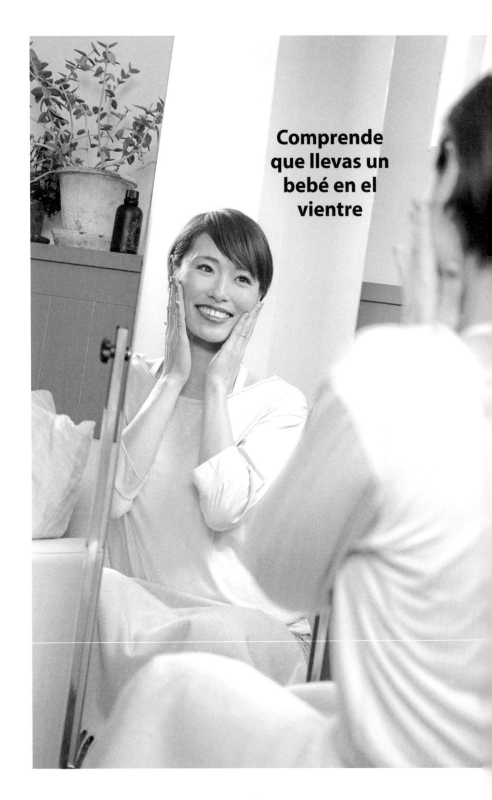

Comprende que llevas un bebé en el vientre

Por otro lado, tu condición física puede verse afectada por los cambios hormonales, así que es posible que te canses más o sufras de estreñimiento con facilidad. El yoga para embarazadas alivia estos malestares y previene la aparición de nuevas molestias.

A veces, nos venimos abajo cuando nos supera algo que nunca hemos experimentado. Si este es tu primer embarazo, tal vez te sorprenda lo duro que es y te resulte difícil controlarte. El yoga te ayudará a calmar la ansiedad.

2 Te mantiene en forma y mejora la condición física y la flexibilidad

En general, durante el embarazo no se puede practicar ejercicio extenuante, como correr o saltar, y también se recomienda no cargar peso.

Habrá días en los que, aunque quieras hacer algo, las náuseas pueden ser tan fuertes que te veas obligada a pasar todo el día en la cama. En ocasiones, la restricción de ciertos ejercicios y la propia inestabilidad psicológica y física nos lleva a pensar que es mejor quedarnos en casa y descansar. Pero el embarazo no es una enfermedad. **El ejercicio moderado es muy efectivo** en un embarazo normal, pues ayuda a prevenir la hinchazón y el entumecimiento.

Si los músculos se debilitan y notas que pierdes fuerza, podría darse el caso de que el cuerpo no tuviera la suficiente energía para sobrevivir al parto. Por eso, durante el segundo trimestre de embarazo, que se denomina «período estable», se recomienda mover el cuerpo tanto como se pueda. En cualquier caso, consulta siempre a tu médico y haz ejercicio adecuado a tu condición física.

Las mujeres embarazadas necesitan estar en forma por dos razones:
1. No sufrirán debido a la falta de ejercicio.
2. Ganarán flexibilidad en los músculos y las articulaciones.

Si careces de flexibilidad, el peso del abdomen puede provocarte dolor lumbar y de espalda. Además, durante el parto, una debe permanecer mucho tiempo con las piernas abiertas, por lo que es mejor tener flexibilidad en la cadera. Lo mejor sería que el alumbramiento fuera rápido, pero no siempre es así. Incluso las mujeres que dan a luz por segunda vez casi nunca dicen que el parto ha sido rápido.

El promedio de horas necesarias para que el *ostium* uterino esté completamente abierto y el bebé descienda es de dos a tres horas en el primer parto, y de una hora a hora y media en el segundo. Por eso, ganar flexibilidad en la articulación de la cadera te ayudará a pasar tantas horas con las piernas abiertas. Con el yoga para embarazadas desarrollarás, con una carga moderada, la fuerza muscular, y al mismo tiempo ganarás flexibilidad. Además, si los músculos y las articulaciones se vuelven más flexibles, la circulación sanguínea y linfática también mejorará, y se acelerará el metabolismo.

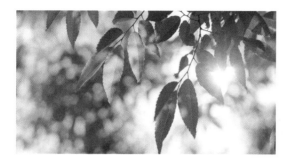

3 Mejora la respiración

Si tu estado físico empeora durante el embarazo, es posible que te sientas estresada y nerviosa, por lo que tu respiración será menos profunda. Las náuseas matutinas también pueden hacer que tu respiración se vuelva superficial. Además, en la segunda mitad del embarazo, cuando la barriga crece, el diafragma y los pulmones quedan presionados, de modo que la respiración se vuelve más superficial.

La solución para esto es respirar profundamente y de manera consciente, por lo que te recomiendo que conviertas el yoga en un hábito.

Estos son algunos de los beneficios que te aportará respirar profundamente:

- **Te relajarás porque el sistema nervioso autónomo estará en funcionamiento:** el oxígeno se distribuye por el cerebro y el sistema nervioso parasimpático se vuelve dominante, lo que nos lleva a un estado de relajación física y mental.
- **El feto recibe los nutrientes con más facilidad:** el oxígeno juega un papel importante en el transporte de nutrientes por el cuerpo. Por eso, la respiración profunda facilita la llegada de los nutrientes al feto.
- **Te resultará más sencillo respirar durante el parto natural:** serás capaz de seguir las instrucciones del médico más fácilmente.

La segunda vez que di a luz confirmé que el beneficio más notable del yoga era que pude respirar con más facilidad durante el parto. Fue doloroso, pero gracias a las técnicas de respiración que aprendí con el yoga, pude seguir las instrucciones del médico sin problemas.

Durante el primer parto, el doctor me dijo que creía que ya había tenido unos cinco hijos por lo bien que respiraba.

Exhalar es particularmente importante. Cuando sentimos dolor o ansiedad, solo inspiramos y la exhalación se abrevia. Al realizar exhalaciones largas, incentivamos la respiración profunda, lo que hace que el sistema parasimpático se vuelva dominante y puedas relajarte. A su vez, acelera las contracciones y facilita el parto.

Por el contrario, si la respiración es superficial, el sistema simpático predominará y te costará relajarte, lo que complicará el parto.

En general, las mujeres entran en pánico cuando empiezan las contracciones y lo único que desean es que el dolor acabe cuanto antes. Por eso, para tener un parto rápido, es importante que no olvides exhalar profundamente.

4 Fortalece y prepara la pelvis

La pelvis es la parte del cuerpo que más cambios sufre durante y después del embarazo. Al quedarnos embarazadas, el cuerpo segrega una hormona llamada relaxina que afloja las articulaciones, los ligamentos y los músculos del suelo pélvico, que hacen que el canal del parto quede «abierto». De hecho, a medida que se acerque el día del parto, notarás cómo la pelvis se expande poco a poco.

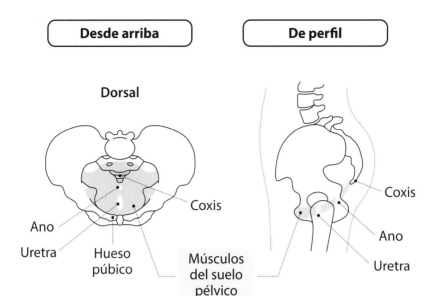

Sin embargo, el daño que sufre la pelvis es mayor de lo que imaginas, por lo que es fundamental cuidarla durante el embarazo. La pelvis se abre antes del parto, y luego vuelve a su estado original. Para que este movimiento sea lo más suave posible es importante ejercitar los músculos que la rodean y ganar flexibilidad.

Es un error pensar que, si el músculo se relaja durante el parto, solo es necesario entrenarlo después de dar a luz, porque la fuerza muscular es indispensable para **que el músculo se relaje o se tense a voluntad.** Para ejercitar esta zona debes desarrollar la fuerza de la pelvis y, sobre todo, **de los músculos del suelo pélvico.**

Los músculos del suelo pélvico se encuentran en la parte inferior de la pelvis, desde el pubis, bajo el abdomen, hasta el coxis, detrás del ano. Son difíciles de entrenar, ya que no vemos la zona, de modo que es difícil saber cómo hacer fuerza con estos músculos.

Sin embargo, este grupo muscular se mueve cuando respiramos; por eso, los ejercitarás al practicar yoga.

5 Proporciona tranquilidad

Mientras practicas yoga y te enfrentas a ti misma, te calmarás y estabilizarás la mente. En el curso de yoga para embarazadas me enseñaron que la madre transmite lo que siente al bebé. En otras palabras, si la madre está tranquila y sana, el bebé también. Durante la pandemia del covid-19, sufrí mucho estrés porque no solo no podíamos reunirnos con nuestros familiares y amigos, sino que tampoco pudo venir nadie a verme al hospital ni asistir al parto.

Si algo te pone nerviosa, practicar yoga puede ayudarte.

Lo único que debes hacer es cerrar los ojos y concentrarte en tu respiración; notarás cómo tu cuerpo se relaja.

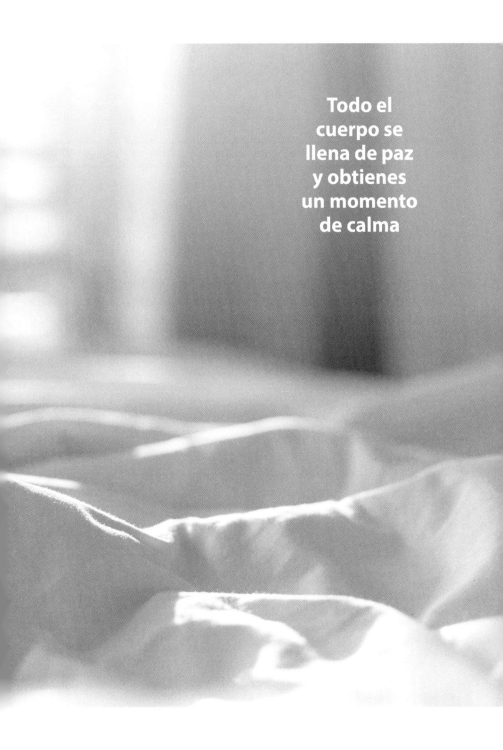

Todo el
cuerpo se
llena de paz
y obtienes
un momento
de calma

¿Cuándo es el momento adecuado?

	Primer trimestre				Segundo trimestre			Tercer trimestre			
Meses	1	2	3	4	5	6	7	8	9	10	
Semanas	0-3	4-7	8-11	12-15	16-19	20-23	24-27	28-31	32-35	36-39	40

→ Se recomienda reanudar el ejercicio hacia la mitad del embarazo.

Durante el embarazo puedes practicar ejercicio a partir del quinto mes (semana 16), la etapa estable. Recomiendo practicar yoga para embarazadas a partir de entonces. Algunos doctores defienden que, si practicabas yoga con anterioridad, puedes seguir haciéndolo incluso en la etapa temprana del embarazo. Por ejemplo, cuando yo me quedé embarazada por segunda vez, no dejé de hacer yoga en la primera etapa del embarazo. Tampoco hay un momento en el que debas dejar de hacer yoga; si no tienes ningún problema físico, puedes hacerlo incluso antes de dar a luz.

El ejercicio moderado mejora el humor y previene el sobrepeso, por eso muchos médicos lo recomiendan. También lo hace la web del Laboratorio de Atención Médica de la Oficina de Promoción de la Salud de la Mujer, supervisada por el Ministerio de Salud, Trabajo y Bienestar de Japón, que establece que: «El ejercicio y el aborto espontáneo no están directamente relacionados, y practicarlo no aumenta el riesgo de sufrir un parto prematuro».

El embarazo, el parto y, posteriormente, la crianza de los hijos nos presentan retos físicos constantes. Personalmente, opino que es mejor ejercitar la fuerza física durante el embarazo. La fuerza física y la muscular disminuyen durante la primera etapa del embarazo y no podrás recuperarla por completo solo haciendo ejercicio una vez llegado el período estable. Solo podrás mantener la fuerza que tengas en ese momento y evitar que se reduzca. Puedes hacer ejercicio en la etapa final del embarazo, pero, si ya tienes una barriga prominente, te cansarás cuando te muevas, te dolerán la espalda y los glúteos, y tendrás que descansar. Por eso debes intentar hacer tanto ejercicio como puedas durante el período estable. Si no, en el noveno mes (a los 280 días) no podrás moverte.

¿Qué movimientos debo evitar?

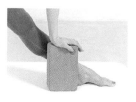

Un bloque de yoga te dará sensación de estabilidad. Si no tienes uno, utiliza un rollo de papel higiénico.

Los movimientos que no debes realizar durante el embarazo son:
- Tumbarte bocabajo.
- Ejercicios abdominales, que contraen de manera repetida el abdomen.
- Movimientos con los que gires la cintura y presionen el útero.
- Flexiones intensas hacia atrás, como la postura del puente.
- Movimientos en los que haya riesgo de caída, por ejemplo, hacer equilibrio sobre una pierna o ponerte de puntillas. Ninguno de los programas que te presento en este libro incluyen mantener el equilibrio sobre una pierna. Sin embargo, si no tienes experiencia previa en el yoga, al levantar los brazos con la postura del guerrero o en la del triángulo (pp. 96-97) puedes perder el equilibrio. Para mantener una posición estable, usa bloques de yoga en la postura del triángulo y en la del guerrero, levanta primero solo un brazo.

Si durante las prácticas experimentas alguna anomalía, como tensión en la barriga o dolor, para enseguida y descansa. Si empiezas y no sientes ningún problema, pero a mitad del ejercicio notas alguna molestia, detente. Si no te encuentras bien o no tienes ganas de moverte, descansa. No hagas esfuerzos de más.

Con independencia de si tienes experiencia en el yoga o no, la condición física de cada mujer embarazada y la de su bebé no es la misma. Si tienes alguna duda, consúltalo con tu médico.

Calentamiento
y técnicas de
respiración

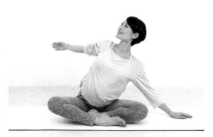

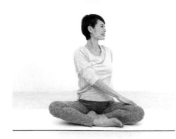

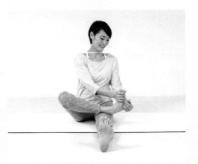

◄ ¡Mira el vídeo!
(Calentamiento) Recomendado para mujeres embarazadas, principiantes en el yoga y personas que sientan el cuerpo rígido. #473 / 14 minutos

El calentamiento para una sesión de yoga consta de dos técnicas de respiración, un estiramiento y el saludo al sol para mujeres embarazadas. También recomiendo realizar el estiramiento durante las primeras etapas del embarazo y en las seis u ocho semanas posteriores al parto. Es un movimiento sencillo, una prolongación de algunos movimientos que realizamos a lo largo del día, con el que aliviarás la rigidez y la tensión y revitalizarás el cuerpo y la mente.

En cuanto a las técnicas de respiración, primero repasaremos la «respiración completa», que es la respiración básica del yoga. Consiste en inspirar y exhalar por la nariz. Coloca las manos sobre el pecho y el abdomen para tomar conciencia del bebé y de ti misma. La segunda técnica se llama «respiración purificadora» y consiste en inspirar por la nariz y exhalar por la boca con un suspiro. Escuchar el sonido de tu propia respiración te ayudará a evadirte de las sensaciones negativas, como el dolor y el miedo, y de las dificultades. También te resultará útil cuando sufras náuseas matutinas, ansiedad o durante las contracciones del parto.

El estiramiento tiene como objetivo preparar el cuerpo para hacer yoga. Estira el cuello y los hombros, que tienden a estar tensos, y relaja los tobillos y los dedos de los pies. A medida que la barriga crece, el centro de gravedad de nuestro cuerpo se desplaza y la postura se deforma. Para evitarlo, es importante mantener la flexibilidad de los tobillos y ser capaces de percibir las sensaciones de los dedos de los pies, que son la base del cuerpo.

Los estiramientos y las técnicas de respiración mejoran la circulación sanguínea y linfática y hacen que sientas el cuerpo más ligero. Puedes realizar solo estos dos ejercicios, pero, si además practicas el saludo al sol durante el embarazo, acelerarás el metabolismo.

Siente la conexión con el bebé

Respiración completa

- Mejora los efectos del yoga.
- Prepara el sistema nervioso autónomo.
- Te ayuda a comprender tu propio estado.
- Tiene un efecto relajante.

Siéntate con las piernas cruzadas y estira la espalda. Coloca una mano en el pecho y la otra, en el abdomen, y luego cierra los ojos. Inspira por la nariz e hincha el pecho y la barriga. Luego, exhala por la nariz hasta recuperar tu posición inicial.

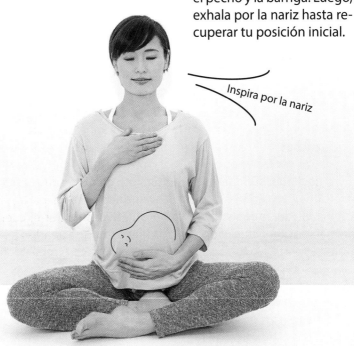

Inspira por la nariz

Conoce a tu yo del presente

Respiración purificadora

- Alivia las náuseas y el dolor.
- Prepara el sistema nervioso autónomo.
- Ayuda a reducir el dolor del parto.
- Alivia el estrés.

Siéntate con las piernas cruzadas y estira la espalda. Posa las manos sobre los muslos y cierra los ojos. Inspira profundamente por la nariz y exhala por la boca, como si suspiraras.

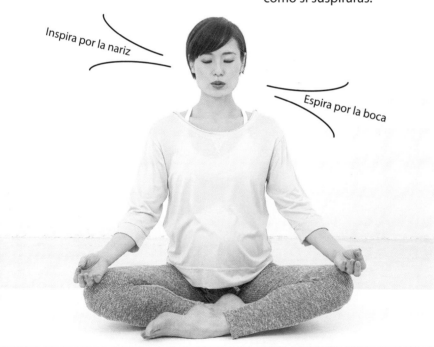

Inspira por la nariz

Espira por la boca

Despierta el cuerpo poco a poco

Estiramiento del cuello

- Elimina la rigidez de los hombros y el cuello.
- Despierta el cuerpo.
- Alivia y previene el dolor de cabeza.
- Alivia la fatiga visual.

Postura inicial

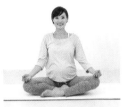

Respira y nota cómo estiras el cuello

1 Siéntate con las piernas cruzadas y estira la espalda. Coloca la mano izquierda detrás de la cadera y la derecha, en la parte izquierda de la cabeza. Mientras exhalas, inclina la cabeza hacia la derecha para estirar el lado izquierdo del cuello. Mantén la posición durante tres o cinco respiraciones.

2 Mueve la mano derecha un poco hacia atrás y exhala. Mientras sueltas el aire, gira el rostro en diagonal hacia la parte inferior derecha y estira la nuca. Mantén la postura de tres a cinco respiraciones y repite los mismos pasos hacia el otro lado.

Respira y nota cómo estiras el cuello

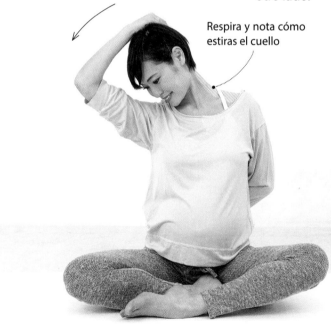

Mejora la circulación y profundiza la respiración

(Giro suave)

- Mejora la circulación en la parte superior del cuerpo.
- Mejora la función respiratoria.
- Alivia la rigidez en los hombros, el cuello y la cadera.
- Mejora la función intestinal.

Postura inicial

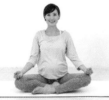

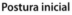

1 Siéntate con las piernas cruzadas y estira la espalda. Mientras inspiras por la nariz, levanta los brazos hacia el techo.

2

Al exhalar, baja los brazos y gira el pecho y la cara hacia la derecha. Apoya la mano derecha en el suelo y la izquierda sobre el muslo derecho. No gires el abdomen. Mantén la postura de tres a cinco respiraciones y repite los mismos pasos hacia el otro lado.

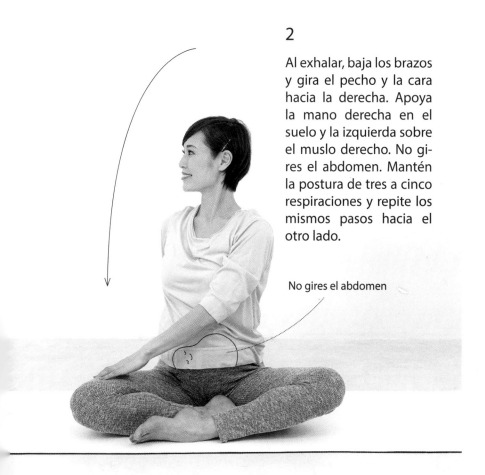

No gires el abdomen

Siéntete revitalizada en un instante

Estiramiento del costado y rotación del hombro

- Mejora la circulación sanguínea en la parte superior del cuerpo.
- Alivia la rigidez en los hombros y el cuello.
- Mejora la función respiratoria.
- Tiene un efecto revitalizante.

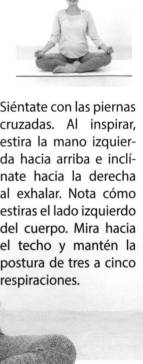

Postura inicial

Mira hacia el techo

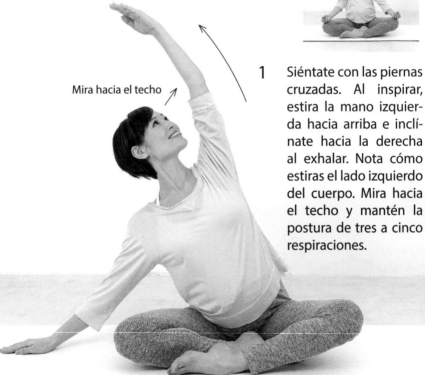

1   Siéntate con las piernas cruzadas. Al inspirar, estira la mano izquierda hacia arriba e inclínate hacia la derecha al exhalar. Nota cómo estiras el lado izquierdo del cuerpo. Mira hacia el techo y mantén la postura de tres a cinco respiraciones.

2 Exhala y baja el brazo izquierdo hacia atrás. Inspira de nuevo y gíralo hacia
   delante. Gira el hombro
   izquierdo desde la base de
   tres a cinco veces y repite
   los mismos pasos en el otro
   lado.

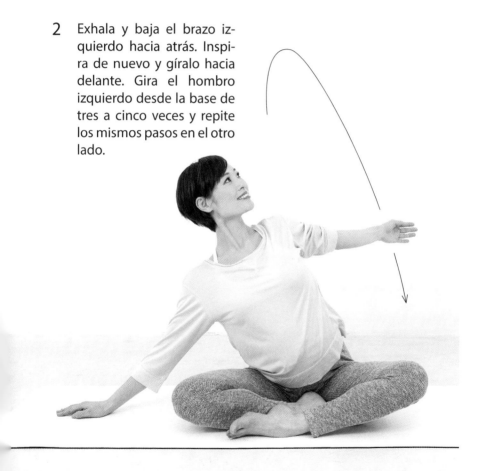

Estimular las extremidades ayuda a todo el cuerpo

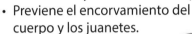

Relaja los dedos de los pies

- Alivia el frío y la hinchazón de pies.
- Previene el encorvamiento del cuerpo y los juanetes.
- Reduce la fatiga.
- Mejora el equilibrio.

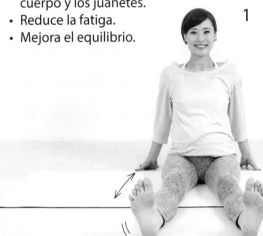

1   Estira las piernas hacia delante, siéntate con la pelvis recta y apoya ambas manos detrás, en el suelo. Relaja las piernas y sacude ligeramente los dedos de los pies hacia los lados.

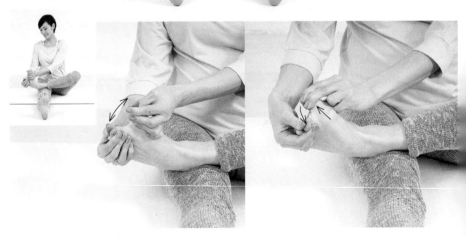

2   Coloca el pie izquierdo sobre el muslo derecho y, con ambas manos, separa los dedos de los pies uno a uno.

3   Ahora, de uno en uno, estira los dedos hacia delante y atrás. Hazlo de tres a cinco veces y repite el ejercicio en el otro pie desde el paso 2.

Prepara todo el cuerpo

Rotación de tobillos / Estiramiento de las extremidades

- Alivia el frío y la hinchazón de los pies.
- Corrige la postura.
- Acelera el metabolismo y elimina toxinas.

Postura inicial

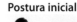
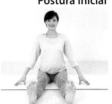

1 Estira las piernas hacia delante y siéntate con la pelvis recta. Coloca las manos a los lados. Gira los tobillos como si dibujaras un círculo con los dedos de los pies. Realiza la rotación hacia dentro y hacia fuera de tres a cinco veces.

2

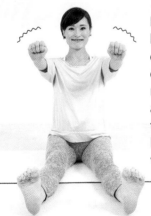

Estira los brazos y las piernas hacia delante, cierra los dedos de las manos y los pies y ábrelos completamente. Repítelo de tres a cinco veces.

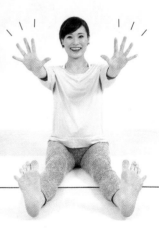

2 Postura de las manos alzadas

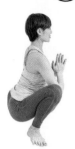

Con las manos aún juntas, levántalas hacia arriba mientras inspiras. Mira hacia arriba. Al exhalar, baja las manos hacia los lados y sitúalas a los costados.

1 Postura de la oración

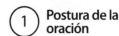

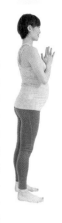

Ponte de pie con las piernas abiertas a lo ancho de la cadera y junta las manos delante del pecho. Mientras inspiras, levanta las manos desde los lados por encima de la cabeza, vuelve a unirlas sobre la cabeza y bájalas a la altura del pecho.

Relaja el cuerpo y refresca la mente

Saludo al sol para embarazadas

3 Postura de la guirnalda

Abre las piernas a lo ancho de la cadera con los pies mirando hacia fuera. Al exhalar, baja el trasero lentamente. Junta las manos y estira la espalda. Mantén la postura durante tres respiraciones.

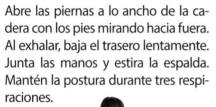

4 El gato y la vaca

Colócate a cuatro patas con los dedos de los pies apoyados en el suelo. Al inspirar, saca pecho y levanta la vista en diagonal. Al exhalar, dobla la espalda y baja la mirada hacia el abdomen. Repítelo dos veces.

5 El perro bocabajo

Levanta el trasero en diagonal hacia atrás y estira la espalda. Respira mientras acercas los talones al suelo tanto como puedas.

Más fácil

Si te cuesta elevar los glúteos, ponte de rodillas y echa el trasero hacia atrás. Colócalo sobre los talones y apoya la frente en el suelo.

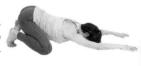

9

Mientras inspiras, ponte de pie con las rodillas estiradas y extiende los brazos hacia arriba. Al exhalar, baja las manos y júntalas delante del pecho (regresa a la postura inicial).

 ◀ **¡Mira el vídeo!**

(Mejora la constitución) Relaja el cuerpo para tener un parto seguro. Saludo al sol para embarazadas. #474 / 15 minutos

Estos ejercicios relajan el cuerpo y hacen que entre en calor, lo que acelera el metabolismo. Al juntar las manos como en una plegaria mostramos gratitud, y, cuando las levantamos, es como si nos expusiéramos a la luz del sol. Valoramos la respiración y disfrutamos al deshacernos de la ansiedad.

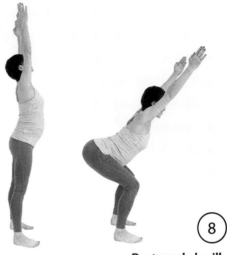

8

Postura de la silla

Levanta la cabeza despacio y estira las manos en diagonal hacia arriba. Echa el trasero hacia atrás, como si fueras a sentarte en una silla.

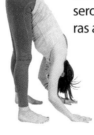

7

Flexión hacia delante

Exhala, lleva las manos al suelo e inclínate hacia delante. Si te cuesta, dobla las rodillas.

Más fácil

Si no llegas al suelo con las manos, usa un bloque de yoga.

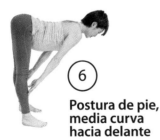

6

Postura de pie, media curva hacia delante

Camina hacia las manos y deja las piernas abiertas a lo ancho de la cadera. Coloca las manos en las espinillas y estira las piernas. Nota cómo estiras la parte superior del cuerpo.

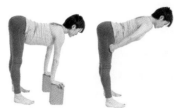

Más fácil

Si te cuesta poner las manos en las espinillas, colócalas sobre los muslos o usa un bloque de yoga.

Capítulo 1

Cuida tu cuerpo

Consejos para recuperarte

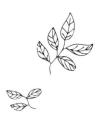

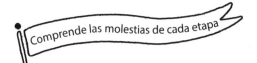
Comprende las molestias de cada etapa

Entender las molestias

Algunas molestias

En función de la etapa del embarazo en la que te encuentres, sentirás unas molestias u otras.

En la siguiente tabla resumo lo que experimenté, lo que me dijeron los médicos y lo que aprendí en el curso de formación para instructores de yoga para embarazadas.

Trimestre	Mes	Semana	Molestias generales experimentadas en cada momento
Primer trimestre	1	0 1 2 3	
	2	4 5 6 7 8	Cambio hormonal drástico y aumento de la temperatura corporal. • Somnolencia, cansancio. • Náuseas y dolor de cabeza.
	3	9 10 11 12	• Mareo. • Anemia. • Estreñimiento.
	4	13 14 15	• Hinchazón.
Segundo trimestre	5	16 17 18 19 20	Conocido como el «período estable», tu estado físico se estabilizará durante este trimestre. A partir de esta etapa, sentirás que el feto se mueve. También es el momento de empezar a disfrutar de la maternidad. Sin embargo, a medida que la barriga crezca, empezarás a notar ciertos cambios y molestias.
	6	21 22 23 24	Las náuseas cederán y recuperarás el apetito, pero debes intentar no comer demasiado.
	7	25 26 27	• Dolor y tensión en la espalda por la deformación de la cintura. • Palpitaciones y dificultad para respirar.
Tercer trimestre	8	28 29 30 31	Durante los últimos tres meses, el peso del feto se duplica. El peso de la barriga deforma el centro de gravedad del cuerpo y podemos perder el equilibrio. Quizá porque tratamos de proteger al bebé a toda costa, encorvamos la espalda y echamos los hombros hacia delante.
	9	32 33 34 35	• Empeoran los calambres y la hinchazón en las piernas.
	10	36 37 38 39 40	• El útero comprime el estómago y la vejiga, por lo que tenemos pesadez y ardor de estómago. También orinamos con más frecuencia, lo que hace que nos levantemos más por las noches.

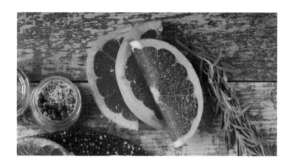

Mi experiencia

Me gustaría explicarte con más detalles las molestias que sentí durante mis dos embarazos. En el primero, las náuseas matutinas se debían a que tenía el estómago vacío y me encontraba mal cada vez que tenía hambre. Además, dejé de comer dulces como el chocolate, que me encantaba, y opté por alimentos frescos como los tomates cherri, el pomelo o los albaricoques encurtidos. Siempre llevaba algunos encima para comerlos en cualquier lugar. Sin embargo, durante el segundo embarazo, no sufrí náuseas ni cambios en mis gustos alimentarios.

Otra diferencia fue que, durante el primer embarazo, se me notaba mucho la barriga. A lo largo de los dos últimos meses de la gestación, me dijeron que parecía estar a punto de dar a luz. No obstante, con mi segundo hijo, la barriga no se me notaba demasiado y, a mediados del embarazo, aún había gente que no lo notaba. Quizá la diferencia se debiera a que el primero era una niña y el segundo, un niño. Con mi hija, mi barriga parecía un globo y me decían que, incluso cuando me miraban desde atrás, se notaba que estaba embarazada. Con mi hijo, la barriga sobresalía hacia delante y desde la espalda no se sabía si estaba embarazada o no.

En el tercer trimestre de mi primer embarazo tuve dolores en los glúteos debido a la apertura de la pelvis. No importaba que estuviera sentada o de pie, me molestaba a todas horas. Me recomendaron comprar un cinturón pélvico para reducir el dolor, pero no fue suficiente. Me aguanté y me vi obligada a dejar de hacer yoga, que se había convertido en mi rutina.

Durante el embarazo de mi hijo, mi instructor de pilates me dijo que tenía los hombros echados hacia delante. Me quedé desconcertada, pues había hecho *ballet* desde los nueve años y también había practicado gimnasia rítmica, por lo que jamás me habían dicho que tuviera una mala postura. Por aquel entonces, ya había entrado en el octavo mes de embarazo. Cuando la barriga crece, la cintura se deforma, pero yo me esforcé para que no me ocurriera y no sufrí dolores de espalda. Una vez di a luz, el instructor me recomendó un programa para devolver los hombros a su posición original y volví a sentirme como nueva.

A pesar de las diferencias, en ambos embarazos sufrí de hinchazón y calambres, aunque se dieron en distintas partes del cuerpo. En el último trimestre, tenía la barriga tan grande que ni siquiera podía ponerme los calcetines, y la vejiga, tan comprimida que quería orinar constantemente. Durante los últimos tres meses, me levantaba cada vez con más frecuencia a orinar por las noches.

Cómo pasó Mariko el embarazo

Cuando me quedé embarazada de mi primera hija, dejé de trabajar como instructora desde febrero de 2015 hasta septiembre del año siguiente, cuando empezamos con el canal *B-life,* y los días en que no tenía nada que hacer se me hacían eternos. Además, en esos días, no podía evitar preguntarme cómo sería el dolor de las contracciones y qué debería hacer en el caso de tener un parto complicado. Por otro lado, durante el embarazo de mi segundo

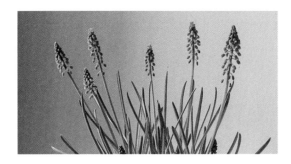

hijo, no dejé de trabajar: recopilé información e hice fotos para este libro. Rodamos vídeos durante las últimas cuatro semanas previas a su nacimiento. Gracias a esto, el tiempo se me pasó más rápido, **no pensé en nada de lo que podría ocurrir o salir mal y sentí mucha estabilidad mental.**

Durante el embarazo, cada mujer pasa el tiempo a su manera. En mi caso, no dejé de trabajar. Siempre he sido una persona muy activa y, a excepción de mi primer embarazo, no suelo quedarme en casa sin hacer nada. Por este motivo, durante el segundo, traté de mantenerme activa hasta el último mes. No permitas que el embarazo cambie la forma en que pasas el tiempo; debes ser tú misma. Sin embargo, esto es difícil de cumplir la primera vez.

En la etapa inicial de mi primer embarazo yo tampoco pude. Me habían dicho que no debía practicar ejercicio hasta que no entrara en el período estable, así que me asusté y decidí no hacer nada hasta el segundo trimestre, cuando me alegré porque, al fin, podía hacer ejercicio de nuevo. A partir de este momento, practiqué yoga en casa y asistí a clases de *ballet*. Por supuesto, no podía hacer ningún movimiento que aplicara presión sobre el útero, como saltar. También quedé con mis amigas para hacer *balleton*, que cuenta con muchos movimientos que las mujeres embarazadas pueden realizar sin problemas, ya que es un ejercicio de bajo impacto. Como hacía años que practicaba *balleton,* pude bailarlo hasta el día antes de dar a luz.

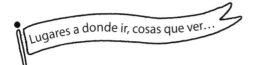

Lugares a donde ir, cosas que ver...

Período estable
«Lista de tareas»

Durante el período estable haz todo lo que te apetezca
A lo largo de mi segundo embarazo, seguí con mi rutina de yoga matutino hasta el día del parto. Practicaba yoga veinte o treinta minutos antes de que mi hija se despertara. A mediados del embarazo, empecé a notar cómo mi hijo se movía durante la postura de relajación. Continué mi rutina de salir a correr entre tres y cuatro días a la semana hasta la mitad del embarazo, aunque reduciendo el ritmo. Cuando lo consulté con el médico, me explicó que podía seguir haciendo ejercicio con moderación hasta el séptimo mes. Fue un gran alivio.

Hacia el final del séptimo mes, pasé de correr a caminar y, en la etapa final del embarazo, solo hice yoga.

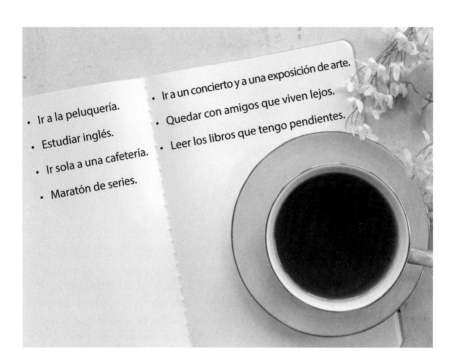

- Ir a la peluquería.
- Estudiar inglés.
- Ir sola a una cafetería.
- Maratón de series.
- Ir a un concierto y a una exposición de arte.
- Quedar con amigos que viven lejos.
- Leer los libros que tengo pendientes.

En el segundo trimestre del embarazo desaparecen las náuseas matutinas y te encuentras mejor. Además, la barriga aún no se nota demasiado y puedes moverte sin problemas. Te recomiendo que hagas una lista con lo que te gustaría ver, hacer o de los restaurantes a los que quieras ir, y lo hagas todo poco a poco. Si todavía te preocupa contagiarte de covid-19, puedes hacer la compra por internet o pedir la comida a domicilio. Cuando tengas hijos, no podrás comer ni ver películas con tranquilidad, así que ¡aprovecha ahora para hacer todo lo que te apetezca! No olvides divertirte.

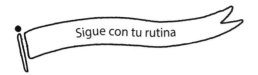

Sobre la comida

Los médicos no me dieron ninguna indicación especial sobre mi dieta en ninguno de los dos embarazos, así que comí lo mismo de siempre. Algunos de estos alimentos fueron brócoli, fresas o edamame: contienen ácido fólico y vitamina B, que disminuyen durante el embarazo. También tomé suplementos de vitaminas.

Cuando hablo de que seguí con mi dieta, me refiero a los «Siete hábitos alimentarios» de los que hablé en *La magia del yoga*. La nutricionista Ayako Toyonaga recomienda los siguiente siete puntos para preparar el cuerpo y la mente y maximizar los efectos del yoga:

1 Comida rica en proteínas: el plato principal de cada comida tiene que ser rico en proteínas de origen animal.

2 Evita el exceso de azúcar: un puñado de arroz es la cantidad adecuada para cada comida.

3 Toma aperitivos nutritivos: nueces, fruta deshidratada, queso…

4 La falta de verduras se puede complementar con otros alimentos nutritivos.

5 Toma diferentes tipos de aceite: de sésamo, de linaza y de oliva.

6 Cocina y condimenta de forma sencilla: la comida tendrá mucho sabor y te resultará más fácil controlar el apetito.

7 Utiliza ingredientes simples: acostúmbrate a mirar las etiquetas del producto antes de comprar.

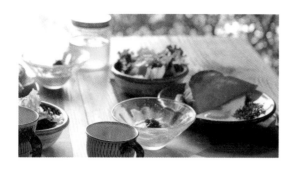

Según la «Guía de alimentos para mujeres embarazadas» elaborada y publicada por el Ministerio de Salud, Trabajo y Bienestar, se recomienda consumir estos cinco grupos de alimentos: alimentos básicos, guarniciones, un plato principal, productos lácteos y fruta. A continuación, os cito algunos extractos.

1. Céntrate en tomar alimentos básicos que aporten energía, como el arroz, el pan o los fideos *udon*. → Durante el embarazo y la lactancia, céntrate en mantener una dieta equilibrada y ajústala a la cantidad de ejercicio que realices.

2. Los niveles de minerales y vitaminas disminuyen durante el embarazo, así que procura acompañar las comidas con sopa de miso, ensalada o platos hervidos. → Las verduras verdes y amarillas son ricas en ácido fólico. Si estás en el primer trimestre del embarazo o planeas quedarte embarazada, toma suplementos nutricionales de ácido fólico para reducir el riesgo de desarrollar algún defecto del tubo neural.

3. Los platos principales, como la carne, el pescado, los huevos o los alimentos que contienen soja, tienen que estar bien equilibrados y contener una cantidad adecuada. → La carne magra y el pescado ayudan a prevenir la anemia. El exceso de vitamina A, que se encuentra en alimentos como el hígado o la anguila, puede provocar anomalías congénitas en el feto durante la etapa inicial del embarazo.

4. Toma leche y otros productos lácteos. → Asegúrate de obtener el calcio necesario durante el embarazo y la lactancia.

Además, también se han publicado artículos que advierten del peligro del contenido de mercurio en el pescado y el marisco para las embarazadas.

Yoga para eliminar las molestias

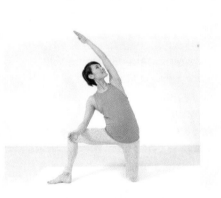

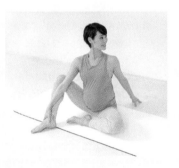

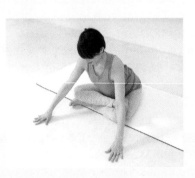

El yoga para cuidar el cuerpo se centra en la pelvis, que sufre muchos cambios durante el embarazo. Su práctica nos ayudará a reducir el dolor de espalda, la hinchazón de las piernas, el estreñimiento y otras molestias.

Primero, relajaremos la tensión alrededor de la pelvis. Para ello nos colocaremos a cuatro patas y dibujaremos un círculo con las caderas. Al ponernos en esta posición, reducimos la tensión en la pelvis y los músculos del suelo pélvico, que suelen estar comprimidos por el peso del abdomen. Esta postura promueve la circulación sanguínea y linfática en el área circundante. Con la siguiente postura, la del dragón, estiraremos la cadera, pero sin sobrepasarnos. La flexibilidad de la cadera es esencial durante el parto; por eso, durante el embarazo, el cuerpo segrega una hormona llamada relaxina, que facilita que las articulaciones y los ligamentos se relajen. Para ejercitar la flexibilidad, estira las piernas hasta donde puedas y te sientas cómoda, y aguanta unos segundos.

Con la postura de la cruz y la del semicírculo, abrirás el pecho y corregirás la curvatura de la espalda, lo que mejorará la respiración y la hará más profunda. Imagina que estás enviando aire fresco al feto. Las siguientes tres posturas deberás hacerlas sentada en el suelo. Giraremos la parte superior del cuerpo para aliviar el estreñimiento y nos inclinaremos hacia delante para estirar la cadera, los glúteos y la parte posterior de las piernas y así prevenir la hinchazón y los calambres.

Las personas que nunca han practicado yoga se esfuerzan todo lo posible para realizar las posturas. Sin embargo, en el yoga, lo más importante es no contener la respiración. Si no respiras, los efectos se reducen, así que no hagas fuerza y relaja la postura sin olvidarte de respirar.

Pelvis y caderas relajadas

Rotación de la cadera

- Relaja la tensión alrededor de la pelvis.
- Alivia el dolor de espalda.
- Reduce el dolor de las contracciones.
- Prepara los músculos del suelo pélvico.

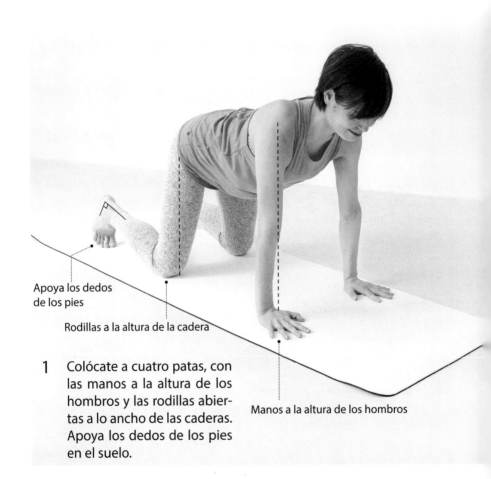

Apoya los dedos de los pies

Rodillas a la altura de la cadera

Manos a la altura de los hombros

1 Colócate a cuatro patas, con las manos a la altura de los hombros y las rodillas abiertas a lo ancho de las caderas. Apoya los dedos de los pies en el suelo.

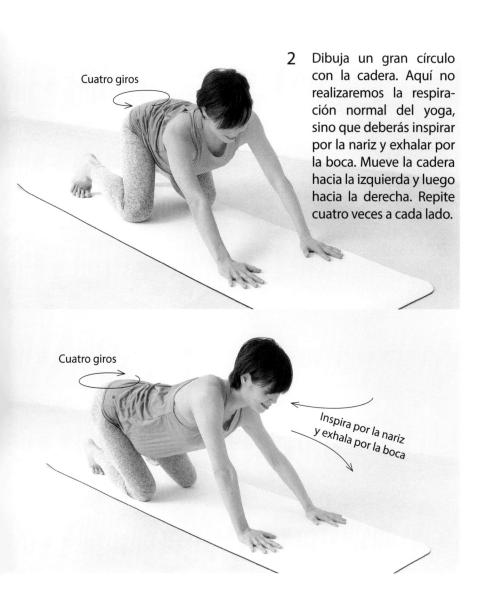

Cuatro giros

2 Dibuja un gran círculo con la cadera. Aquí no realizaremos la respiración normal del yoga, sino que deberás inspirar por la nariz y exhalar por la boca. Mueve la cadera hacia la izquierda y luego hacia la derecha. Repite cuatro veces a cada lado.

Cuatro giros

Inspira por la nariz y exhala por la boca

Corrige la distorsión de la pelvis

Postura del dragón

- Recoloca la pelvis.
- Mejora la circulación sanguínea y linfática.
- Corrige y previene la deformación de la cintura.
- Aumenta la flexibilidad de la cadera.

1 Colócate a cuatro patas y apoya los dedos de los pies en el suelo.

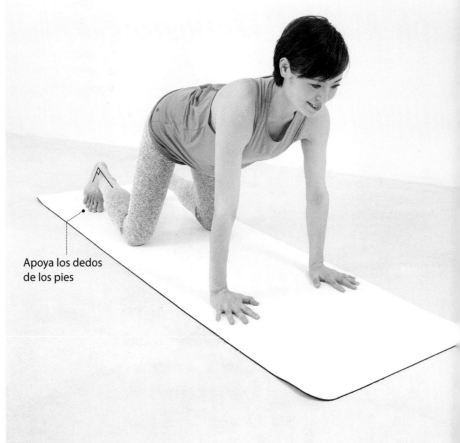

Apoya los dedos de los pies

Más difícil »

Si te ves capaz,
apoya los codos
en el suelo, pero
no te fuerces.

Más fácil »

Si te resulta difí-
cil, usa bloques
de yoga.

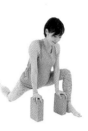

2   Da un gran paso hacia delante y
coloca el pie izquierdo junto a la
mano izquierda. Mueve la rodilla
derecha poco a poco hacia atrás.
Mira hacia delante y, al exhalar,
baja las caderas para estirar la
ingle derecha. Mantén la postura
de tres a cinco respiraciones y repite con la otra pierna.

Puedes estirar el
tobillo

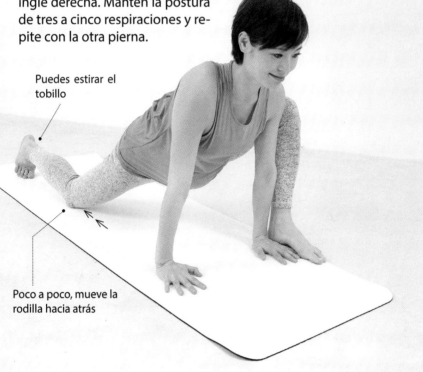

Poco a poco, mueve la
rodilla hacia atrás

Respira profundamente para relajar el cuerpo y la mente

Postura de la cruz

- Prepara el sistema nervioso autónomo.
- Mejora la función respiratoria.
- Mejora la circulación sanguínea y linfática.
- Corrige la postura.

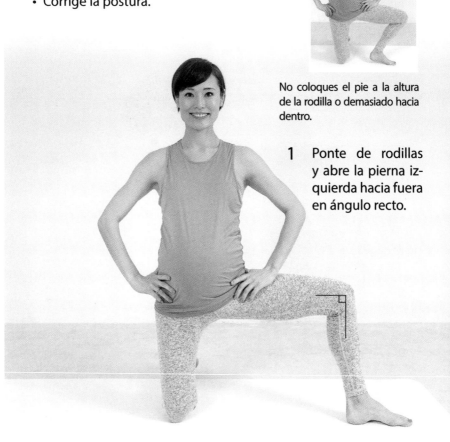

NO

No coloques el pie a la altura de la rodilla o demasiado hacia dentro.

1 Ponte de rodillas y abre la pierna izquierda hacia fuera en ángulo recto.

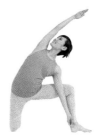

Más difícil »

Si puedes, pon la mano izquierda sobre el tobillo para
estirar más el costado derecho.

2   Mientras inspiras, estira la mano derecha hacia arriba y coloca el codo izquierdo sobre el muslo izquierdo. Al
exhalar, levanta el brazo derecho
en diagonal e inclínate hacia
la izquierda para estirar el
lado derecho del cuer-
po. Mira hacia el techo
y mantén la postura
de tres a cinco res-
piraciones. Repite
los pasos hacia
el otro lado.

Nota cómo se
estira

Alivia el frío y el cansancio

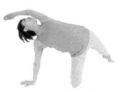

Postura del semicírculo

- Mejora la circulación sanguínea y linfática.
- Mejora la función respiratoria.
- Incentiva una actitud positiva.

Más difícil ⌃

Si puedes, estira la mano y la pierna derechas hacia atrás y mira hacia arriba para profundizar el estiramiento del pecho, el costado y la cadera.

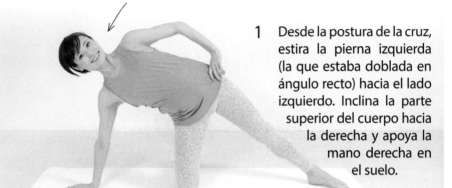

1 Desde la postura de la cruz, estira la pierna izquierda (la que estaba doblada en ángulo recto) hacia el lado izquierdo. Inclina la parte superior del cuerpo hacia la derecha y apoya la mano derecha en el suelo.

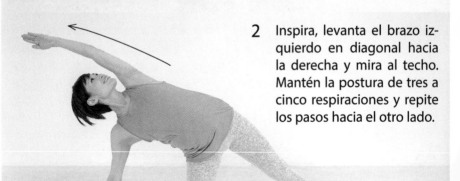

2 Inspira, levanta el brazo izquierdo en diagonal hacia la derecha y mira al techo. Mantén la postura de tres a cinco respiraciones y repite los pasos hacia el otro lado.

Alivia el estreñimiento y reactiva el estómago

Giro abierto

- Elimina la rigidez de los hombros, la espalda y la cintura.
- Alivia el estreñimiento y mejora la función intestinal.
- Prepara el sistema nervioso autónomo.

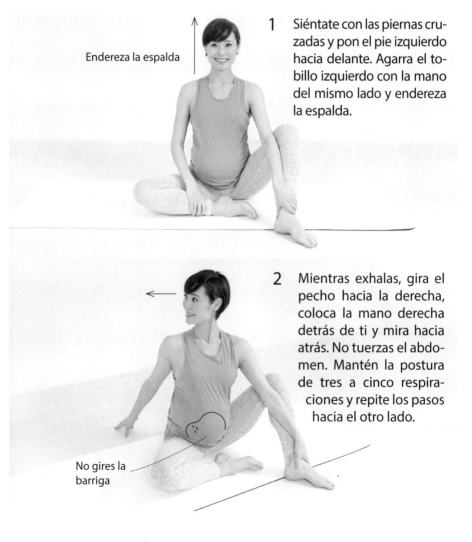

Endereza la espalda

1 Siéntate con las piernas cruzadas y pon el pie izquierdo hacia delante. Agarra el tobillo izquierdo con la mano del mismo lado y endereza la espalda.

2 Mientras exhalas, gira el pecho hacia la derecha, coloca la mano derecha detrás de ti y mira hacia atrás. No tuerzas el abdomen. Mantén la postura de tres a cinco respiraciones y repite los pasos hacia el otro lado.

No gires la barriga

Acaba con la pereza y la hinchazón

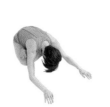

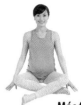

Postura de la leña

- Elimina la rigidez de la espalda y la cintura.
- Relaja los glúteos.

Más difícil ⤊

Inclínate todo lo que puedas hacia delante.

Más fácil ⤊

Si te cuesta poner el pie izquierdo sobre la rodilla derecha, ponlo en el suelo y un poco hacia delante.

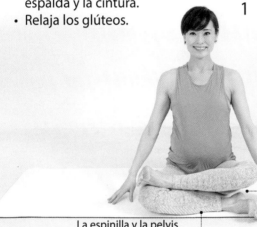

1 Siéntate con las piernas cruzadas y coloca el pie izquierdo sobre la rodilla derecha. No hace falta que la rodilla izquierda y el pie derecho se toquen. Estira la espalda de forma que la pelvis y la espinilla queden paralelas.

No pasa nada si hay un hueco

La espinilla y la pelvis quedan paralelas

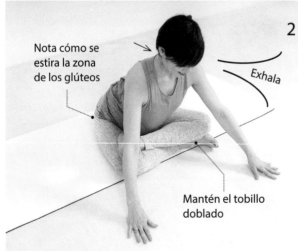

Nota cómo se estira la zona de los glúteos

Exhala

Mantén el tobillo doblado

2 Con la espalda estirada, espira a la vez que inclinas la parte superior del cuerpo hacia delante y coloca las manos en el suelo. Nota cómo estiras la zona de los glúteos. Mantén la postura de tres a cinco respiraciones y repite los pasos en el otro lado.

Para unas piernas frescas y sin hinchazón

Flexión hacia delante en forma de V

- Alivia y previene el dolor de espalda.
- Elimina los calambres y la hinchazón en las piernas.
- Disminuye la tensión alrededor de la pelvis.
- Ayuda a reducir el cansancio.

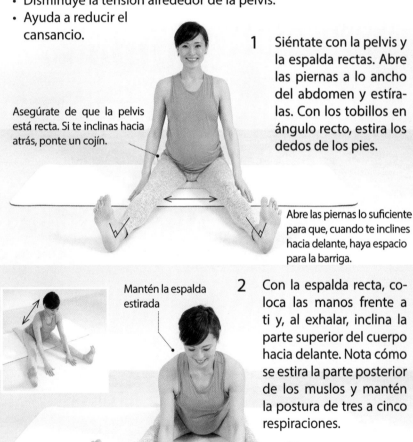

1 Siéntate con la pelvis y la espalda rectas. Abre las piernas a lo ancho del abdomen y estíralas. Con los tobillos en ángulo recto, estira los dedos de los pies.

Asegúrate de que la pelvis está recta. Si te inclinas hacia atrás, ponte un cojín.

Abre las piernas lo suficiente para que, cuando te inclines hacia delante, haya espacio para la barriga.

Mantén la espalda estirada

2 Con la espalda recta, coloca las manos frente a ti y, al exhalar, inclina la parte superior del cuerpo hacia delante. Nota cómo se estira la parte posterior de los muslos y mantén la postura de tres a cinco respiraciones.

Capítulo 2

Cuida el corazón

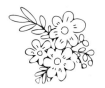

Mejora la flexibilidad física y mental para deshacerte del miedo y la ansiedad

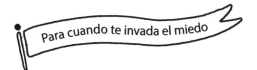

Confía en tu yo del futuro

Durante el embarazo y después del parto, los cambios hormonales provocan cierta inestabilidad emocional. Sin motivos aparentes, lloramos con facilidad, nos sentimos nerviosas, etcétera. Esto suele ser especialmente difícil para las madres primerizas. Además, ser madre durante la pandemia del covid-19 fue todavía más difícil, pues no podíamos asistir a las clases preparto ni ver a nuestras familias.

Durante el primer embarazo, a mí también me aterrorizaba imaginar los dolores del parto. No podía evitar hacerme preguntas como «¿Qué tipo de dolor serán las contracciones?», «¿Cuándo romperé aguas?», «¿Me dolerá como si me saliera un melón por el agujero de la nariz?». Estaba muy asustada y, como tenía mucho tiempo para pensar, investigaba las cosas que no entendía. Sin embargo, esto me hizo entrar en un círculo vicioso de nerviosismo. Además, en aquel entonces también estaba inquieta por si no podía volver a trabajar como instructora, pues desconocía cuánto tardaría en recuperar mi estado físico y mi figura después del parto. Tardaría años en recuperar mi estado previo si tenía un bebé difícil, y esto me preocupaba.

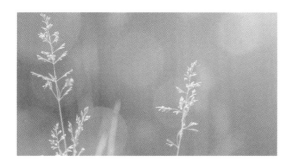

Cuanto más lo pensaba, más ansiedad sentía.

No importa lo mucho que pienses en el futuro, no encontrarás una solución adecuada. Para superar la ansiedad, me decía a mí misma: «No pienses en lo que no tiene respuesta» y «No pasa nada, lo conseguiré».

Cabe la posibilidad de que el parto no vaya como deseas. Puede que esperes tener un parto fácil y no lo sea, o uno natural y tengas que pasar por una cesárea. Sin embargo, algunas mujeres me han contado que el dolor que sintieron no fue más intenso que un cólico menstrual. La incertidumbre te llevará a querer informarte sobre todas las dudas que te vayan surgiendo. Sin embargo, esto puede ser contraproducente, pues podrías encontrarte informaciones que no desearías conocer.

Aunque parezca difícil, trata de no adelantarte al futuro, ya que tu situación puede cambiar con los meses. Trata de conocer la mínima información y céntrate en abordar los problemas cuando te surjan.

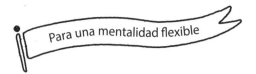

Cómo manejar la información

De hecho, debido al exceso de información, hay muchas mujeres que son incapaces de tomar buenas decisiones a la hora de afrontar una situación inesperada durante el embarazo porque creen que ya lo saben todo. Por ejemplo, hay madres que piensan que dar el pecho es imprescindible y que la leche en polvo puede afectar de manera negativa al desarrollo del bebé. Sin embargo, hay situaciones en las que la producción de leche materna es insuficiente y es necesario recurrir al biberón. Esto es un ejemplo de que hay que tener la mente abierta a todo tipo de posibilidades para poder tomar las mejores decisiones en función de las circunstancias.

Cuando asistí al curso para ser instructora de yoga para embarazadas me contaron el caso de una madre primeriza que, durante el embarazo, tuvo mucho cuidado con lo que comía —no ingería nada recién sacado de la nevera ni tampoco comida con muchas especias, como el arroz con curri—. Decía que lo hacía por la salud del bebé y para tener un parto natural fácil, pero, en el último momento, le tuvieron que practicar una cesárea de emergencia. Por otro lado, también me hablaron de otra mujer que apenas tomó precauciones durante el embarazo y tuvo un parto sin complicaciones. Como verás, esto es un ejemplo de que no podemos controlar lo que ocurre.

No debes olvidar que tu futuro bebé también siente tus nervios y tu ansiedad. Por tanto, cuando te alteres, te recomiendo que cierres los ojos y respires despacio. Concentrarte en la respiración te tranquilizará. Y, si puedes ejercitarte, prueba a hacer yoga para sentirte revitalizada.

Reorganizar la mente te ayudará a evitar el estrés y la ansiedad.

Reorganiza tu mente para llevarlo todo bien

Yoga relajante para el cuerpo y la mente

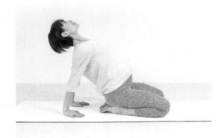

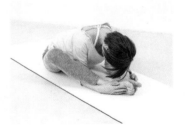

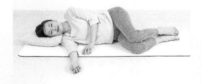

◄ **¡Mira el vídeo!**
(Activa el sistema nervioso autónomo) Yoga relajante
recomendado para mujeres embarazadas y principiantes.
#476 / 27 minutos

El yoga relajante para el cuerpo y la mente se centra en realizar posturas que te permitan concentrarte en tu yo interior. Este bloque de ejercicios empieza con una postura de descanso, la postura del niño, con la que podrás centrarte en lo que sientes en ese momento. Al respirar despacio, notarás cómo se relajan el cuerpo y la mente.

En la postura de la sirena, siéntate de lado y estira el cuerpo y los brazos. Aliviarás las molestias de la parte superior del cuerpo, como la rigidez en los hombros y el cuello y la pesadez en los brazos; con ello, te sentirás revitalizada física y mentalmente. Con la tercera postura, la del panda rodante, colócate a cuatro patas y gira poco a poco la espalda para reducir la tensión en la zona y el dolor lumbar. Además, corregirás la postura y favorecerás la función renal. A medida que la barriga crece, la vejiga se comprime y sientes ganas de orinar con frecuencia. Esta postura te ayudará a reducir la fatiga en la zona renal.

La siguiente es la versión sencilla de la postura del camello, en la que deberás sentarte de rodillas y abrir el pecho para estirar la parte frontal del cuerpo. Estirar los músculos del sistema respiratorio ayudará a profundizar la respiración y activará la función gastrointestinal.

Estas son las tres posturas principales del yoga relajante. La postura de la tortuga y las dos siguientes son algo más relajadas, y la última, la postura lateral de descanso, es una variante de la postura de descanso habitual adaptada para las embarazadas. Cuídate y siente la conexión con tu bebé.

Envuélvete en una sensación de seguridad

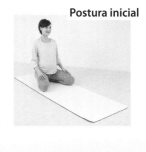

Variación ⌃

Coloca un cojín debajo de las manos.

(Postura del niño)

- Aporta paz al cuerpo y a la mente.
- Ayuda a recuperarse de la fatiga.
- Mejora la función respiratoria.
- Alivia el dolor de espalda.

Postura inicial

1 Colócate de rodillas al borde de la esterilla y abre las rodillas en la amplitud del abdomen. Los dedos gordos de los pies se tocan.

2 Exhala e inclina la parte superior del cuerpo hacia delante. Pon una mano encima de la otra y apoya la frente sobre ellas. Mantén la postura de cinco a diez respiraciones.

Inclínate al exhalar

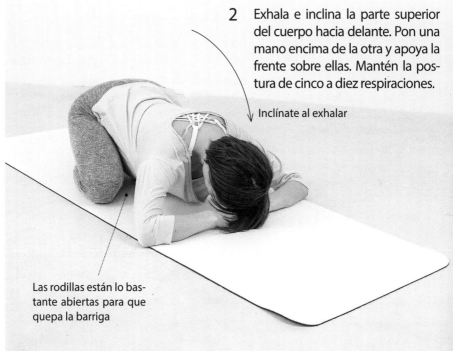

Las rodillas están lo bastante abiertas para que quepa la barriga

Elimina la pesadez de la parte superior del cuerpo

Postura de la sirena

- Favorece una actitud positiva.
- Elimina la rigidez de los hombros y el cuello.
- Elimina la pesadez en los brazos.
- Prepara los órganos internos.

2 Mientras exhalas, levanta el brazo derecho en diagonal hacia la izquierda para estirar el lado derecho del cuerpo. Mira al techo. Mantén la postura de tres a cinco respiraciones y repite hacia el otro lado.

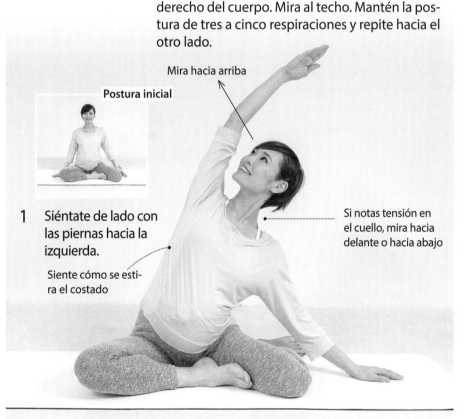

Mira hacia arriba

Postura inicial

1 Siéntate de lado con las piernas hacia la izquierda.

Siente cómo se estira el costado

Si notas tensión en el cuello, mira hacia delante o hacia abajo

Relaja la espalda y mantén una mente positiva

Postura del panda rodante

- Prepara el sistema nervioso autónomo.
- Mejora la función intestinal.
- Elimina la rigidez de los hombros y el cuello.
- Relaja la espalda.

Postura inicial

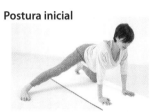

1   Colócate a cuatro patas y apoya los dedos de los pies. Estira la pierna derecha hacia el lado y gira los dedos del pie hacia delante.

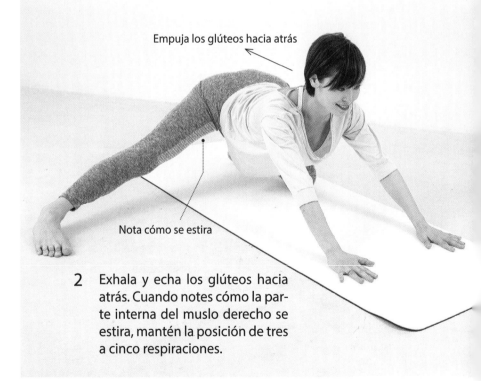

Empuja los glúteos hacia atrás

Nota cómo se estira

2   Exhala y echa los glúteos hacia atrás. Cuando notes cómo la parte interna del muslo derecho se estira, mantén la posición de tres a cinco respiraciones.

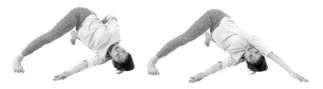

☆ **Variación**   Para estar más cómoda, coloca el brazo derecho detrás de la cintura o estíralo por encima de la cabeza.

3   Los glúteos regresan a su posición inicial. Estira el brazo izquierdo hacia la derecha por detrás del codo derecho y gira el pecho hacia la derecha. Mira hacia donde te sientas cómoda y mantén la postura de tres a cinco respiraciones. Haz lo mismo hacia el otro lado.

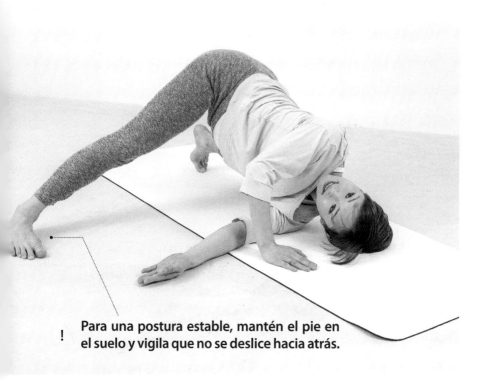

!   **Para una postura estable, mantén el pie en el suelo y vigila que no se deslice hacia atrás.**

73

Libera el cuerpo y la mente

Versión sencilla de la postura del camello

- Mejora las funciones respiratoria e intestinal.
- Alivia las náuseas y la acidez de estómago.
- Alivia la rigidez de los hombros y el cuello.
- Corrige la postura.

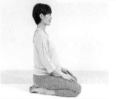

Postura inicial

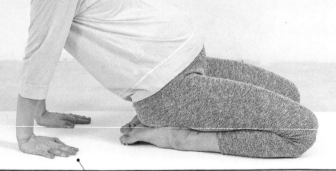

1 Arrodíllate y siéntate sobre los pies.

2 Apoya las manos detrás de ti a la altura de los hombros e inclina la parte superior del cuerpo hacia atrás. Los dedos de las manos miran hacia tu cuerpo.

Los dedos de las manos miran hacia el cuerpo

Más difícil »

Si puedes, al inspirar, echa la pelvis hacia delante y aprieta los glúteos.

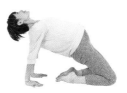

Abre el pecho al inspirar

3 Mira hacia arriba y, mientras inspiras, abre el pecho. Mantén la postura de tres a cinco respiraciones.

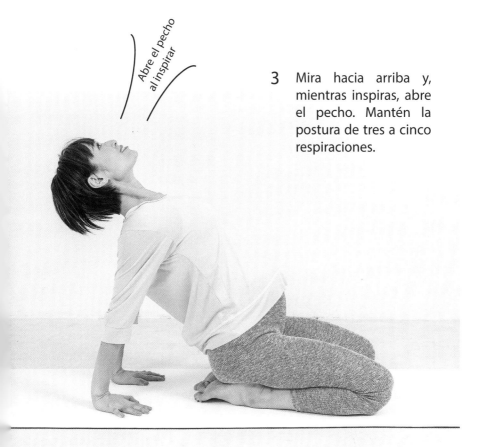

Relaja la pelvis y la mente

Postura de la tortuga

- Aumenta la sensación de seguridad y favorece la concentración.
- Mejora la flexibilidad de la zona pélvica y la cadera.
- Elimina toxinas.
- Alivia el frío y la hinchazón.

Postura inicial

1 Siéntate en el suelo y junta las plantas de los pies para formar un rombo con las piernas.

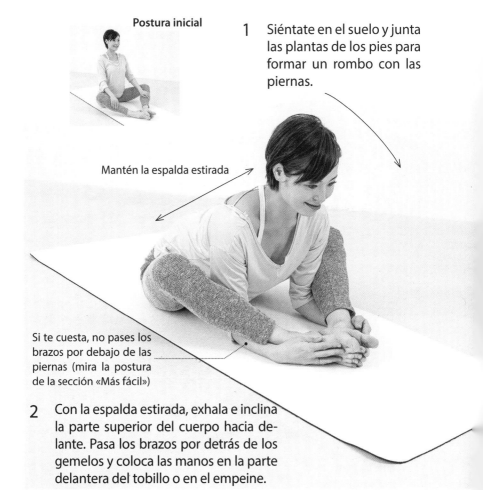

Mantén la espalda estirada

Si te cuesta, no pases los brazos por debajo de las piernas (mira la postura de la sección «Más fácil»)

2 Con la espalda estirada, exhala e inclina la parte superior del cuerpo hacia delante. Pasa los brazos por detrás de los gemelos y coloca las manos en la parte delantera del tobillo o en el empeine.

Más fácil »

Si te cuesta pasar los brazos por debajo de los gemelos, ponlos sobre estos, y las manos, en la parte delantera del tobillo o en el empeine.

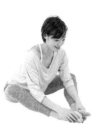

3 Relaja el cuello, la espalda y la cadera. Mantén la postura de tres a cinco respiraciones.

Relaja el cuello, la espalda y la cadera

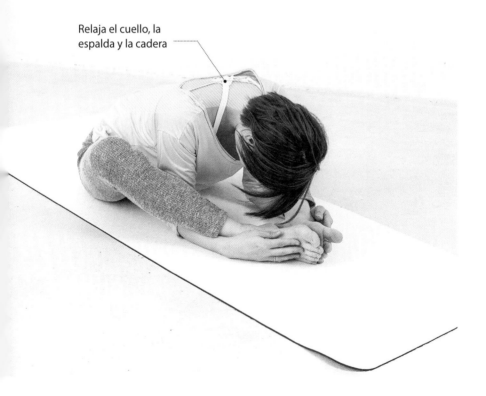

Observa cómo los nervios y la ansiedad desaparecen

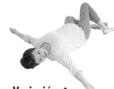

Variación ⌃

Si te cuesta mantener las rodillas juntas, apoya la pierna izquierda en el suelo.

Versión sencilla de la postura del cocodrilo

- Tiene un efecto relajante.
- Alivia el dolor de espalda y corrige la desviación de la pelvis.
- Alivia el estreñimiento.
- Corrige la deformación del cuerpo.

Postura inicial

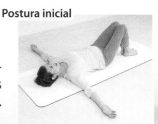

1 Túmbate bocarriba con las rodillas dobladas y juntas y los brazos abiertos hacia los lados.

2 Al exhalar, inclina las rodillas hacia la izquierda. No separes el hombro derecho del suelo. Gira la cara hacia la derecha y mantén la postura de tres a cinco respiraciones. Haz lo mismo hacia el otro lado.

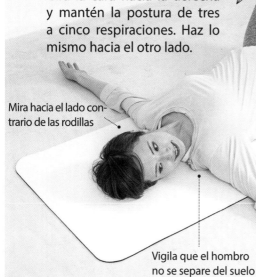

Mira hacia el lado contrario de las rodillas

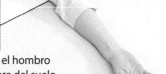

Vigila que el hombro no se separe del suelo

Relajación profunda

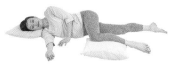

Postura lateral de descanso

- Prepara el sistema nervioso autónomo.
- Ayuda a recuperarse de la fatiga.
- Alivia los nervios y la ansiedad.
- Siente el vínculo con tu bebé.

Variación ⌃

Ajusta el ángulo y la posición de los brazos y las piernas: puedes usar el brazo de almohada, colocar un cojín debajo de la pierna, etc.

Túmbate de lado y coloca un cojín bajo la cabeza. Túmbate hacia el lado en el que te encuentres más cómoda. Respira con lentitud y relájate.

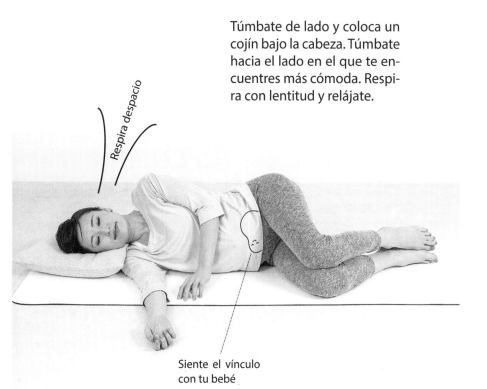

Respira despacio

Siente el vínculo con tu bebé

Capítulo 3

Prepara el cuerpo para tener un parto fácil

Prepárate para conocer a tu bebé

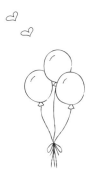

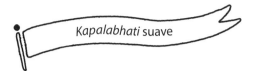

Método de respiración

En el yoga de calentamiento hemos aprendido dos métodos de respiración: la respiración completa y la purificadora. Ahora, a medida que se vaya acercando el momento de dar a luz, quiero que pongas a prueba una tercera técnica: la *Kapalabhati* suave.

La *Kapalabhati,* también conocida como «respiración de fuego», es una de las técnicas de respiración tradicionales del yoga. Básicamente, consiste en exhalar con fuerza por la nariz tres veces a la vez que contraemos el estómago. La *Kapalabhati* suave es la versión para las mujeres embarazadas. En esta variante, debes inspirar profundamente por la nariz y exhalar por la boca en tres fases con el objetivo de expulsar todo el aire que hay en el estómago. Al hacerlo, entrenamos el músculo transverso del abdomen desde el interior. Durante el embarazo, no podemos realizar actividades que nos hagan contraer el abdomen. Sin embargo, como el músculo transverso del abdomen es un músculo respiratorio, es decir, que se mueve al respirar, puedes ejercitarlo durante el embarazo.

El músculo transverso del abdomen está en la parte más interna del abdomen. Cubre la zona como si fuera un corsé y sostiene la postura y los órganos. Al entrenarlo, **minimizarás la separación del músculo recto del abdomen que se produce durante el embarazo.**

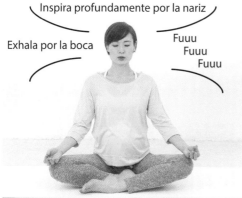

Inspira profundamente por la nariz

Exhala por la boca

Fuuu
Fuuu
Fuuu

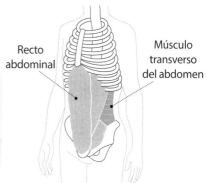

Recto abdominal

Músculo transverso del abdomen

El *Kapalabhati* para embarazadas consiste en inspirar profundamente por la nariz y expulsar el aire por la boca en tres fases. Deshincha gradualmente el estómago hasta que no quede aire. De esta forma, ejercitarás el músculo transverso del abdomen y lo reforzarás para cuando llegue la hora del parto.

El músculo transverso del abdomen es el que se encuentra en la parte interna de la zona abdominal. Cubre el abdomen como si fuera un corsé y sostiene la postura y los órganos. Al entrenarlo, reducirás la separación del músculo recto del abdomen.

Otro beneficio de entrenar el músculo transverso del abdomen es que **ganarás fuerza para el momento del parto.**

A medida que el *ostium* uterino se abre, el intervalo entre las contracciones se reduce, el bebé desciende y sentimos unas punzadas de dolor que duran aproximadamente un minuto. Cada vez que sufras una contracción, acuérdate de respirar como en el *Kapalabhati* suave.

Con este tipo de respiración entrenarás de forma natural los músculos del suelo pélvico, lo que te permitirá controlar el movimiento de la zona. El día del parto, los médicos y las matronas te indicarán cuándo deberás hacer fuerza y cuándo no, y practicar esta técnica durante el embarazo te permitirá seguir las instrucciones sin problemas.

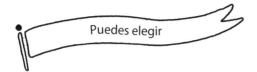
Puedes elegir

Planea el nacimiento y la experiencia del parto

El parto con epidural es común en Europa y en Estados Unidos, y cada vez más mujeres lo eligen en Japón. En mi caso, ambas veces me decanté por un parto natural. Quería experimentar cómo era el dolor del parto. Quizá suene como una contradicción, pero, a pesar de que me aterrara el dolor, también creía que sería una experiencia valiosa en mi vida. La segunda vez que di a luz también elegí tener un parto natural, ya que habían pasado más de cinco años desde el primero y había olvidado lo que se sentía.

Además del parto natural, también puedes dar a luz con la epidural o incluso en casa. Deberás escoger cómo hacerlo con antelación. Esto se conoce como «plan de parto» y su objetivo es que te sientas lo más cómoda posible a la hora de tener a tu bebé. La primera vez que di a luz, grabé el nacimiento de mi hija, pero no pude hacerlo durante el de mi hijo porque, debido a las restricciones, no permitieron que mi esposo me acompañara. Llegué a plantearme hacerlo yo sola, pero no tenía fuerzas.

Las contracciones duelen tanto que no sabes ni qué parte del cuerpo te duele. Mi hija nació a las 3.15 de la madrugada, pero la primera señal apareció dos días antes, durante la noche, cuando comencé a tener contracciones suaves.

Al día siguiente, el día antes del parto, las contracciones eran cada vez más frecuentes y hacia las ocho de la tarde fuimos al hospital. Cuando el médico me revisó, me dijo que aún tardaría un día, por lo que me trasladaron a una habitación del hospital. Soporté el dolor de las contracciones con una mezcla de sorpresa y decepción. No dejaba de repetirme: «Puedo soportar este dolor». Cuando la matrona vino a verme alrededor de las dos de la madrugada, anunció que la cabeza del bebé ya asomaba. Me llevaron directa a la sala de partos y, una hora más tarde, mi hija había nacido. Fue un primer parto bastante sencillo. Aun así, cuando me llevaron a la sala de partos, el dolor de las contracciones era tan intenso que estaba paralizada, pero en cuanto el bebé nació, el dolor desapareció. Lo primero que pensé entonces fue: «¡Ya está! ¡Ya no duele! Por fin podré volver a correr». La segunda vez también dolió, pero fue un parto igualmente fácil. Además, durante todo el parto fui capaz de relajarme y de disfrutar del proceso, pues me sentía muy segura y satisfecha. Después de dar a luz, tenía tanta adrenalina en el cuerpo que no pude dormir a pesar de que había pasado la noche anterior en vela a causa de las contracciones.

Yoga para mejorar la condición física y tener un parto fácil

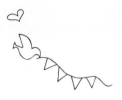

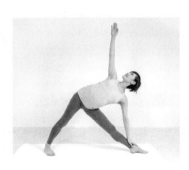

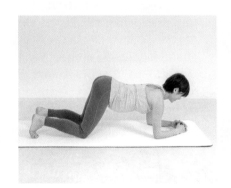

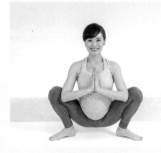

◄ **¡Mira el vídeo!**

(Cuidado pélvico para un parto fácil) Aumenta la resistencia y fortalece las piernas, las lumbares y el torso. #477 / 21 minutos

En este tipo de yoga deberás hacer fuerza para mantener las posturas y entrenar los músculos. Aborda principalmente los músculos de las piernas, ya que estos conforman el setenta por ciento de los músculos del cuerpo y, por tanto, son un atajo para mejorar la condición física de todo el cuerpo. Aumentar la masa muscular favorece la aceleración del metabolismo; por ello, cuanto más te muevas, mejor será la circulación de la sangre y la hinchazón y la sensación de frío se reducirán.

Primero, nos colocaremos de rodillas para entrenar los músculos del suelo pélvico. Luego, entrenaremos el torso con la postura de la plancha apoyada en los codos. Este tipo de plancha no ejerce presión en la barriga, por lo que las mujeres embarazadas también pueden hacerla. Con este ejercicio, deberás procurar que la barriga no cuelgue para proteger la cintura y entrenar el músculo transverso del abdomen.

La tercera postura, la de la guirnalda, también forma parte del saludo al sol para embarazadas y se la conoce como la «postura para tener un parto fácil». Al abrir las piernas y agacharte, fortalecerás los músculos del suelo pélvico y mejorarás la flexibilidad de la cadera. La siguiente postura, la de la silla, te ayudará a reforzar las piernas y los músculos del suelo pélvico.

Si durante el embarazo quieres seguir haciendo yoga, te recomiendo que sigas este orden tras realizar el yoga de calentamiento: Saludo al sol para embarazadas → Yoga para eliminar las molestias → Yoga para mejorar tu condición física y tener un parto fácil → Yoga relajante para el cuerpo y la mente.

Mejora las posibilidades de tener un parto sencillo

Ejercita los músculos del suelo pélvico

- Facilita el parto.
- Previene las hemorroides y las pérdidas de orina posparto.
- Acelera la recuperación posparto.

Postura inicial

2 Exhala y echa los glúteos hacia atrás, bajando y relajando los músculos del suelo pélvico.

1 Arrodíllate con las rodillas separadas a lo ancho de la cintura o un poco más y junta los talones.

Baja el trasero hasta donde puedas

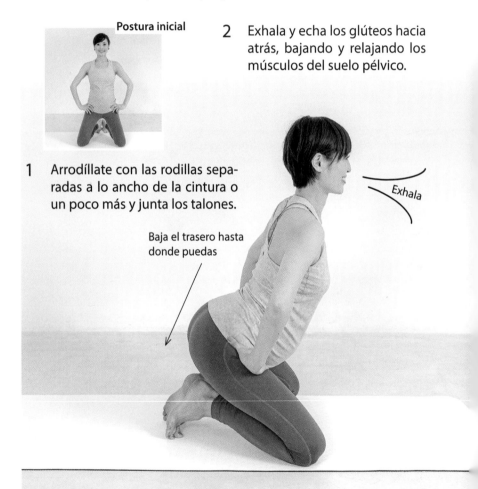

Exhala

3 Al inspirar, aprieta y levanta los glúteos. Después, empuja el pubis hacia delante y tensa la vagina con fuerza, como si quisieras aguantarte las ganas de orinar. Repite estos pasos de cinco a ocho veces.

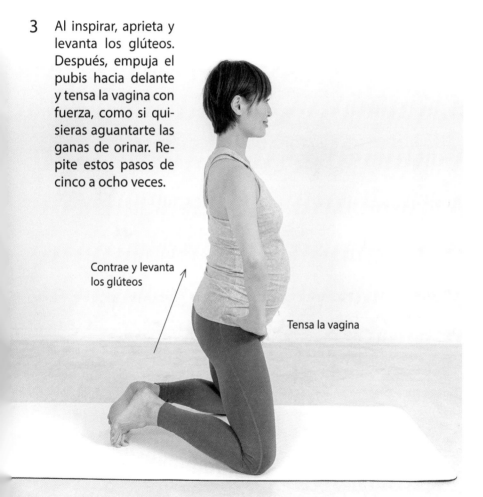

Contrae y levanta los glúteos

Tensa la vagina

Entrena el torso

Plancha con codos

- Fortalece la musculatura.
- Corrige la postura.
- Mejora la resistencia para dar a luz.
- Previene la diástasis abdominal.

Colócate a cuatro patas, con los codos a la altura de los hombros y las rodillas un poco hacia atrás. Contrae el abdomen como si quisieras llevar al bebé a tu espalda. Mantén la respiración durante tres segundos y exhala por la boca.

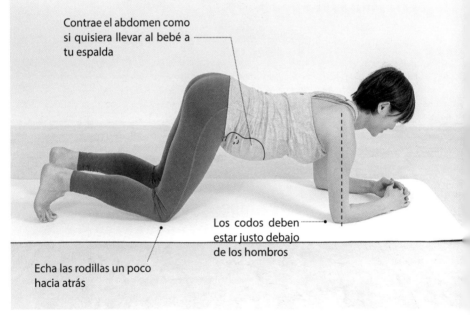

Contrae el abdomen como si quisiera llevar al bebé a tu espalda

Los codos deben estar justo debajo de los hombros

Echa las rodillas un poco hacia atrás

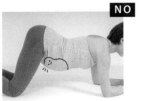

NO

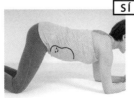

SÍ

No relajes el abdomen, no dobles la cadera ni dejes que la barriga cuelgue. Trata de mantener la espalda plana como una tabla.

No dejes caer la cadera ·················

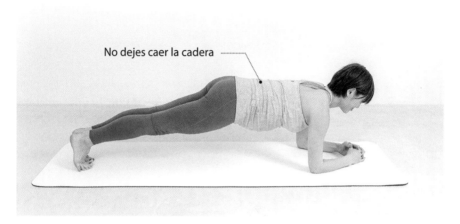

⌃ Más difícil   Si te ves capaz, estira las piernas y mantén los codos y los dedos de los pies en el suelo. Mantén la postura de tres a cinco respiraciones.

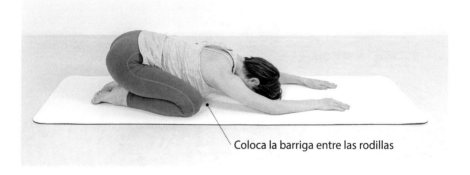

·· Coloca la barriga entre las rodillas

(Tómate un descanso en la postura del niño)

Arrodíllate y abre las rodillas a lo ancho de tu estómago. Inclina la parte superior del cuerpo hacia delante y mantén la postura de tres a cinco respiraciones. También puedes colocar una mano encima de otra y apoyar la frente.

La postura definitiva para un parto fácil

(Postura de la guirnalda)

- Mejora la flexibilidad de los músculos del suelo pélvico.
- Mejora la circulación sanguínea de la zona de la pelvis.
- Mejora la flexibilidad de la cadera.

Más fácil ☆

Si al agacharte se te levantan los talones, usa un bloque de yoga.

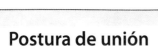

Ponte en cuclillas con las piernas abiertas a lo ancho de la cadera y los pies mirando hacia fuera. Endereza la espalda y junta las manos frente al pecho. Al inspirar, aprieta la vagina para levantar los músculos del suelo pélvico y relájalos al exhalar. Repítelo de tres a cinco veces.

No hagas la postura de la guirnalda si a las treinta y cuatro semanas de gestación el bebé está del revés o tienes hemorroides. !

Postura de unión

(Medio levantada)

1   Estira las piernas, con los pies mirando hacia delante. Coloca las manos en las espinillas y levanta la parte superior del cuerpo hasta que quede paralela al suelo. Estira la espalda. Si te cuesta mantener las manos en las espinillas, colócalas sobre los muslos o utiliza un bloque de yoga.

Más fácil «

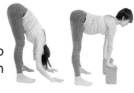

2   Al exhalar, lleva los dedos de las manos al suelo e inclínate hacia delante. Si no llegas al suelo con las manos, utiliza un bloque de yoga.

Refuérzate con la ayuda de la respiración profunda

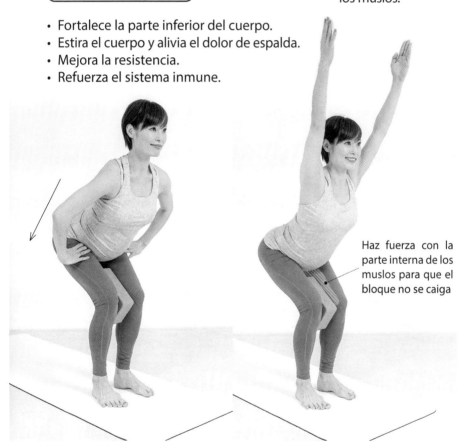

Postura inicial

Postura de la guirnalda

- Fortalece la parte inferior del cuerpo.
- Estira el cuerpo y alivia el dolor de espalda.
- Mejora la resistencia.
- Refuerza el sistema inmune.

1 Coloca un bloque de yoga, un cojín o una toalla enrollada entre los muslos.

Haz fuerza con la parte interna de los muslos para que el bloque no se caiga

2 Echa el trasero hacia atrás y bájalo.

3 Inspira, levanta ambos brazos y respira. Haz fuerza con la parte interna de los muslos para que el bloque o el cojín no se caigan.

La energía se extiende por todo el cuerpo

Postura del guerrero 1

- Fortalece la parte inferior del cuerpo.
- Estira el cuerpo y alivia el dolor de espalda.
- Mejora la resistencia.
- Refuerza el sistema inmune.

1 Da una zancada hacia delante con la pierna izquierda. El pie derecho debe mirar hacia fuera. Coloca las manos en la base de las piernas.

Postura inicial

2 Dobla la rodilla izquierda y baja la cadera. Estira la rodilla derecha.

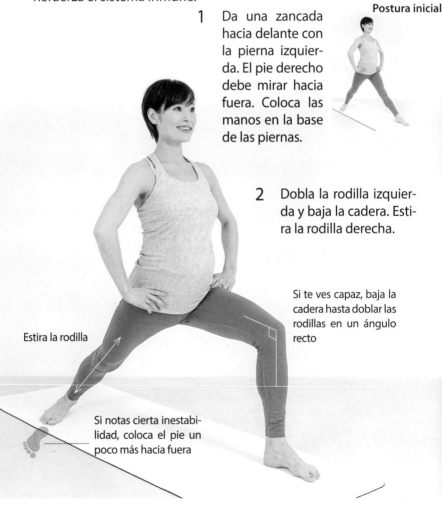

Si te ves capaz, baja la cadera hasta doblar las rodillas en un ángulo recto

Estira la rodilla

Si notas cierta inestabilidad, coloca el pie un poco más hacia fuera

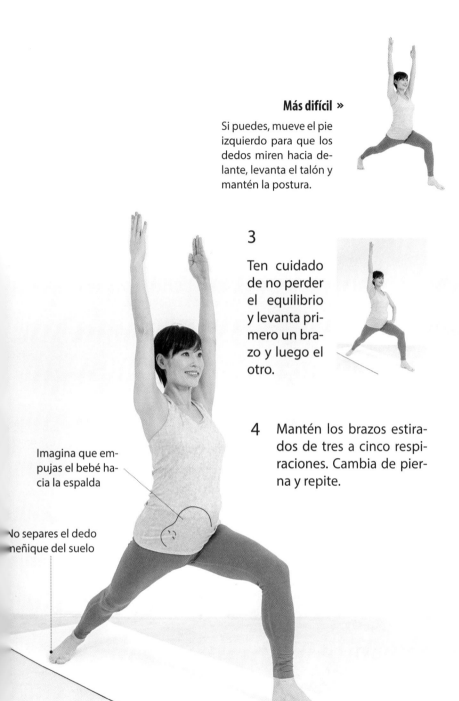

Más difícil »

Si puedes, mueve el pie izquierdo para que los dedos miren hacia delante, levanta el talón y mantén la postura.

3

Ten cuidado de no perder el equilibrio y levanta primero un brazo y luego el otro.

Imagina que empujas el bebé hacia la espalda

No separes el dedo meñique del suelo

4 Mantén los brazos estirados de tres a cinco respiraciones. Cambia de pierna y repite.

Entrena la espalda y la parte inferior del cuerpo

Postura del triángulo

- Corrige la deformación del cuerpo.
- Tiene un efecto revitalizante.
- Mejora la circulación de la sangre.
- Alivia el estreñimiento.

1 Estira los brazos en paralelo al suelo. Abre las piernas hasta que los pies queden paralelos a las manos y gira el pie derecho hasta que los dedos miren hacia fuera.

Postura inicial

2 Coloca las manos en la base de las piernas, desliza las caderas hacia la derecha e inclina la parte superior del cuerpo hacia la izquierda.

Desliza las caderas hacia la derecha

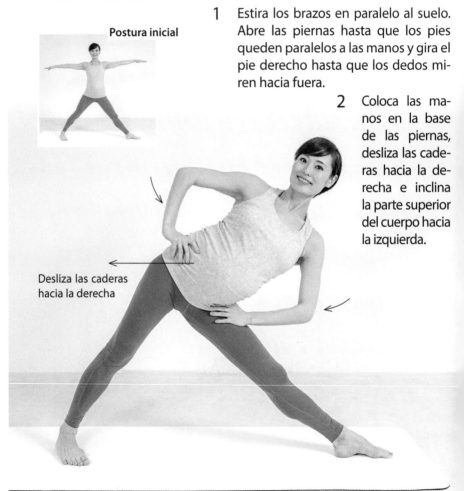

Si puedes, lleva la mano izquierda hasta el tobillo y estira la mano derecha por encima de la cabeza.

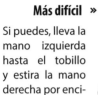

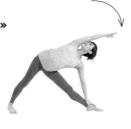

Más fácil »

Si te cuesta poner la mano en el tobillo, apóyala en un bloque de yoga.

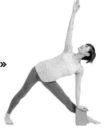

3 Baja la mano izquierda hasta la espinilla. Inspira y estira el brazo derecho hacia el techo. Mira hacia arriba. Mantén la postura de tres a cinco respiraciones y repite la secuencia hacia el otro lado.

Mira hacia arriba; si te cuesta, mira hacia delante

Aporta estabilidad

Postura de la diosa

- Favorece una actitud positiva.
- Mejora la flexibilidad de la cadera.
- Alivia la sensación de frío en las piernas.
- Reduce la hinchazón.
- Fortalece las piernas.

Postura inicial

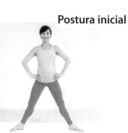

1 Abre las piernas aproximadamente el doble del ancho de los hombros y coloca los pies mirando hacia afuera. Coloca las manos en la base de las piernas.

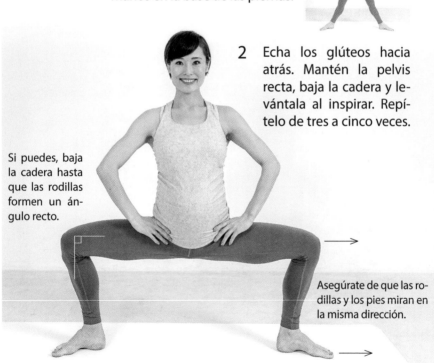

2 Echa los glúteos hacia atrás. Mantén la pelvis recta, baja la cadera y levántala al inspirar. Repítelo de tres a cinco veces.

Si puedes, baja la cadera hasta que las rodillas formen un ángulo recto.

Asegúrate de que las rodillas y los pies miran en la misma dirección.

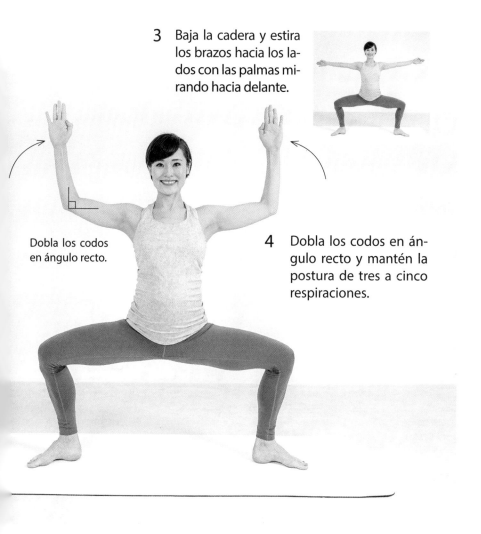

3 Baja la cadera y estira los brazos hacia los lados con las palmas mirando hacia delante.

Dobla los codos en ángulo recto.

4 Dobla los codos en ángulo recto y mantén la postura de tres a cinco respiraciones.

Capítulo 4

Cuidados posparto

Tu primera tarea como madre es cuidar de tu cuerpo

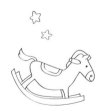

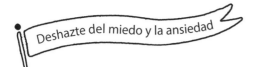

¿Necesito hacer dieta después del parto?

En ambos embarazos engordé diez kilos, pero cuatro eran de la placenta y el líquido amniótico, así que en realidad solo fueron seis. Tras dar a luz, el útero permanece hinchado, por lo que la parte baja del abdomen sobresale. El útero vuelve gradualmente a su tamaño original a lo largo de las seis u ocho semanas siguientes (consulta la p. 104 para más detalles). Por otro lado, de los seis kilos que engordé, aproximadamente un kilo del peso se debía a la hinchazón de los pechos y el útero; dos kilos, a la retención de líquidos; y los otros tres, a la grasa acumulada. A medida que me crecía la barriga, también se me hinchaban los pechos y engordaba en general, por lo que me veía más redonda. Al comparar mi cuerpo de embarazada con mi cuerpo anterior, creo que las partes donde más engordé fueron alrededor de la cintura y el trasero.

Tras mi primer embarazo, tardé un año en recuperar mi peso. En las dos ocasiones amamanté a mis hijos; de hecho, cuando escribí este libro, todavía estaba dándole el pecho al segundo y ya había empezado a perder algo de peso. Dicen que la segunda vez es más difícil recuperar la forma, pero no me preocupaba porque no había dejado de practicar yoga para mantener la fuerza, la resistencia y la flexibilidad.

No quiero dejar de comer ni hacer dieta para acelerar la pérdida de peso. Como madre, tienes la responsabilidad de tener una dieta equilibrada para producir leche de calidad. El período posparto es una etapa en la que deseamos recuperar nuestra fuerza física, por lo que no recomiendo que te pongas muchas restricciones dietéticas. Aunque no hagas dieta, perderás peso de forma natural durante la lactancia, siempre y cuando no comas en exceso. Aprovecha esta etapa para tratar de recuperar tu peso anterior. Una vez dejes de dar el pecho, te resultará más complicado volver a ponerte en forma.

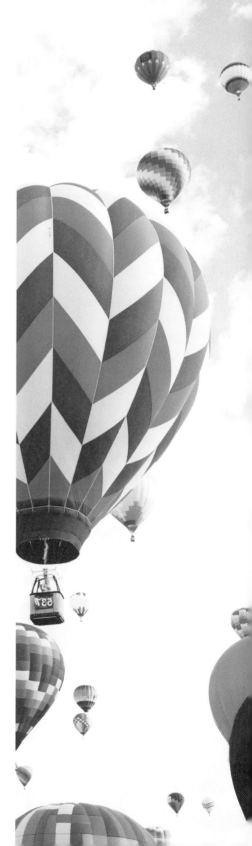

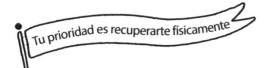

Realiza ejercicios después de dar a luz

Las seis u ocho semanas posteriores al parto se conocen como «período posparto», una etapa en la que debes descansar todo lo posible para recuperarte del cansancio de dar a luz y recobrar fuerzas. Pero, si no practicas ejercicio, tardarás más en recuperarte. Por eso, los médicos y las matronas recomiendan realizar ejercicios más suaves.

En general, a partir de las veinticuatro horas siguientes al parto, ya puedes practicar la respiración abdominal, la de pecho y algunos estiramientos simples que se pueden realizar acostada o sentada. En cualquier caso, primero consúltalo con tu médico.

En la habitación del hospital donde di a luz por primera vez había un cartel sobre ejercicios posparto, y decidí ponerlos en práctica. En este libro, te recomiendo ejercitar tanto la respiración como hacer ejercicios de calentamiento (p. 26) y de posparto.

El objetivo de estos últimos es que recuperes la fuerza física, no tu figura. Aquí tienes una lista de los efectos:

1 Favorece la excreción de loquios (secreciones vaginales).

2 Estimula la vuelta del útero hinchado a su estado normal.

3 Estimula la recuperación de los músculos, la piel y las articulaciones que se han atrofiado durante el embarazo y el parto, como el recto abdominal y los músculos del suelo pélvico.

4 Estimula la circulación de la sangre y la linfa, elimina la hinchazón y promueve la producción de leche.

5 Elimina y previene el estreñimiento y el dolor de espalda.

6 Alivia el estrés y tiene un efecto relajante físico y mental.

En uno de los ejercicios deberás abrir las piernas para estirar la cadera tanto como puedas durante las primeras tres semanas posteriores al parto. Te recomiendo que no realices este ejercicio si notas dolor en el perineo o en alguna otra zona. Descansa los días que no te encuentres bien. Lo mejor es que no te excedas al practicar ejercicio y aumentes de forma gradual los días en que lo practicas. Tras el puerperio, comienza con el yoga de posparto.

¡Presta atención a la posición del cinturón pélvico!

El yoga posparto se centra en posturas cuyo objetivo es tonificar la zona de la pelvis, que después del embarazo se ha quedado abierta y flácida. Lo ideal es que recupere la forma durante los seis meses que siguen al parto. Pasado ese tiempo, será más difícil. Cuando el suelo pélvico no está tenso, los glúteos se expanden y la barriga sobresale. Esto se denomina barriga posparto, y también puede provocar pérdidas de orina. Después de dar a luz, es habitual utilizar un cinturón pélvico que te ayude a recuperar la forma de la pelvis, pero debes prestar atención a la posición en que lo colocas. Si te pones el cinturón alrededor de la cintura, los órganos colgarán y añadirás una carga adicional a los músculos del suelo pélvico. Esto tendrá el efecto contrario al deseado, así que asegúrate de colocar el cinturón de modo que cubra la pelvis. Notarás suelta la zona de la cintura, pero podrás contraer la pelvis. Revisa el manual de instrucciones del producto antes de ponértelo por primera vez.

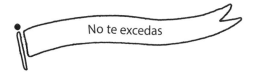
No te excedas

Apóyate en los que te rodean

La privación del sueño después de dar a luz
A diferencia del embarazo, que fue tranquilo, criar a mi hija no lo fue tanto. Cuando aún no me había recuperado del cansancio del parto, empecé a acumular otro tipo de fatiga.

La parte más dura es la falta de sueño. Tenía que amamantar a mi hija con mucha frecuencia, e incluso por la noche me levantaba cada hora para alimentarla, porque entre una toma y otra no bebía demasiado. Esta situación se alargó un tiempo. Se dice que a medida que el bebé crece y come otras cosas, se reducen las veces que hay que darle el pecho, pero en mi caso no fue así. De hecho, tardé más de un año en volver a dormir con normalidad.

Cuando mi hija no dejaba de llorar, Tomoya la abrazaba y salía a pasear con ella, aunque fuera de noche. Así yo podía dormir un poco. Durante el día intentaba echar la siesta con mi hija para recuperar las horas de sueño perdidas, pero sin la ayuda de mi esposo no lo habría conseguido.

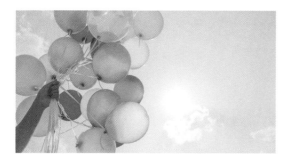

La madre no tiene que hacerlo todo sola
Me arrepiento, mientras permanecí en el hospital, de no haber dejado a mi hija con las matronas. Pasé cinco días hospitalizada durante los cuales las matronas se podrían haber hecho cargo de mi hija. Sin embargo, decidí tenerla conmigo todo el tiempo que pude, por lo que descansé menos de lo que debería.

Más tarde lamenté no haber permitido que me ayudasen y haber aprovechado ese tiempo para descansar. Por supuesto, eso no iba a eliminar la falta de sueño que estaba por venir, pero habría sido de gran ayuda. Cuando tuve a mi segundo hijo, lo dejé con las matronas tanto como pude.

Si eres madre primeriza, no olvides pedir ayuda a quienes te rodean, ya que tú también necesitas descansar. **No te agobies con la crianza del bebé y no permitas que afecte a tu salud física y mental.** Mi marido me ayudó desde el primer día, así que busca apoyo siempre que lo necesites: habrá alguien para dártelo.

La moderación es importante.

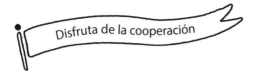

Ser padres primerizos y tener tiempo a solas

El padre debuta más tarde que la madre

Con la pandemia del covid-19, se ha popularizado el teletrabajo y la participación de los hombres en las tareas domésticas y la crianza de los hijos. Esto supone una gran ayuda para las mujeres, pero no olvides que **la conexión entre el bebé y el padre aparece más tarde.** No importa cuánto ponga su mano sobre la barriga y hable con el bebé durante el embarazo, nunca podrá compararse con el hecho de que el bebé está creciendo en tu interior. Debido a eso, muchas veces olvidamos apoyarnos en nuestras parejas.

En nuestro caso, cuando nació nuestra primera hija, mi marido empezó a trabajar desde casa. Gracias a eso, me ayudó a cambiar pañales, a dar de comer a nuestra hija o a bañarla, y ahora que tenemos otro hijo, me apoya cuidando de la mayor y nos repartimos las tareas.

Desde que tenemos hijos, mi marido a menudo dice que se alegra de no trabajar en una oficina porque así puede pasar mucho más tiempo con los niños. Cada vez que le veo disfrutar con nuestros hijos, me doy cuenta de que yo también tengo que divertirme y no perder el tiempo.

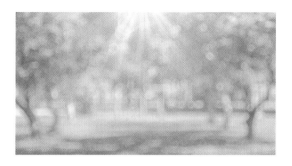

Aprovecha el tiempo tras la lactancia

Durante el posparto, lo que una más desea es poder dormir un poco para sobrellevar el cansancio acumulado. Una vez pasado ese período, el cuerpo regresa a su estado original y nos pedirá hacer cualquier cosa para sentirnos revitalizadas. En mi caso, cuando dejé de darle el pecho a mi hijo, empecé a ir al gimnasio a correr. Solo lo hago una o dos veces por semana, pero con eso ya me siento renovada y satisfecha. Desde que nació, siempre estoy con mi hijo, pero dedicarme a mí misma una hora al día es lo que realmente me hace sentir renovada.

En general, los bebés están relativamente tranquilos durante aproximadamente las dos horas siguientes a haber comido. Durante esas dos horas, aprovecho para grabar vídeos. Empezamos el canal *B-life* poco después del posparto de mi primera hija, por lo que tenía que guardar los vídeos que iba grabando. Preparaba la cámara mientras acostaba a mi hija y, en cuanto se dormía, me ponía a ello. Después de grabar tres o cuatro vídeos, mi hija se despertaba y tenía que poner fin al rodaje. Era muy difícil elegir el momento para grabar, y cuando mi hija no se dormía, le pedía a Tomoya que saliera a pasear con ella. En el momento en que mi hija empezó a ir a la guardería, grabar vídeos se volvió mucho más fácil. Sin embargo, creo que ahora que he tenido a mi segundo hijo tendré que volver a grabar mientras él duerma.

Yoga de recuperación posparto

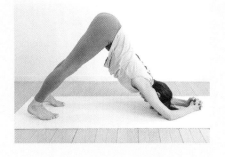

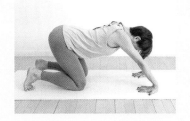

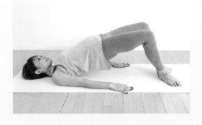

◄ ¡Mira el vídeo!
(Deshazte de la fatiga corporal) ¡Alivia las molestias del posparto, la tensión en los hombros y corrige la postura de la pelvis! #478 / 16 minutos

Tal y como explico en la página 104, el yoga posparto debe practicarse tras el período de puerperio (de seis a ocho semanas después de dar a luz) independientemente de la experiencia que tengas con el yoga. Yo también empecé a realizarlo después de ese período.

Con el yoga posparto pondrás todo tu cuerpo en acción y relajarás los hombros, el cuello, los brazos y la cadera, partes propensas a sobrecargarse durante la lactancia y por llevar al bebé en brazos. También fortalecerás el área que rodea la pelvis. Además, a diferencia de en el período preparto, ahora estarás más ocupada. Si puedes, empieza los ejercicios con el calentamiento (pp. 26-39), pero también puedes iniciarlos con la postura del «gato y la vaca» que encontrarás en la página siguiente. Esta suele ser la alternativa al calentamiento en las clases de yoga.

En la siguiente postura, la del «gato con las manos al revés», estiramos el cuerpo y los brazos. A partir de la tercera postura, la del «delfín», cambiaremos de una postura a otra para mejorar la circulación de la sangre: nos colocaremos de cara al suelo y levantaremos los glúteos; cruzaremos las piernas, nos sentaremos y giraremos los brazos hacia atrás; nos tumbaremos bocarriba y levantaremos el trasero… En la última postura, la del «pescado», nos acostaremos bocarriba con las piernas estiradas y apoyaremos la coronilla en el suelo. Esto mejorará la circulación en la cabeza y te sentirás revitalizada. También mejorará la calidad del sueño. Durante la lactancia, en lugar de aumentar la cantidad de horas de sueño, mejoraremos su calidad.

Cuidarse a una misma con regularidad es muy importante para mantener la salud física y mental.

Revitalizarse desde el interior

El gato y la vaca

- Alivia y previene el dolor de espalda.
- Mejora la función gastrointestinal y elimina el estreñimiento.
- Prepara el sistema nervioso autónomo.
- Corrige la deformación pélvica.

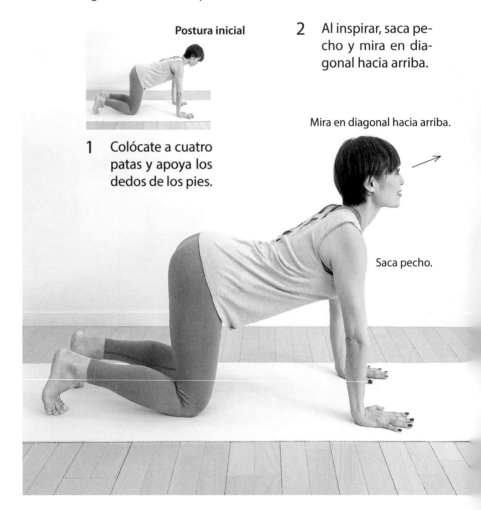

Postura inicial

1 Colócate a cuatro patas y apoya los dedos de los pies.

2 Al inspirar, saca pecho y mira en diagonal hacia arriba.

Mira en diagonal hacia arriba.

Saca pecho.

3 Al exhalar, encorva la espalda y contrae el abdomen a la vez que te miras el ombligo. Regresa a la postura del paso 2 y repite de tres a cinco veces.

Encorva la espalda.

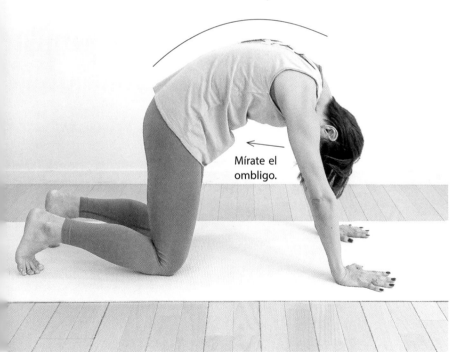

Mírate el ombligo.

Deshazte de la rigidez en los brazos y la espalda

Postura del gato con las manos al revés

- Alivia la rigidez en los brazos, los hombros y el cuello.
- Previene la tendinitis.
- Efecto revitalizante.
- Alivia la fatiga en los brazos.

1 Colócate a cuatro patas y apoya los dedos de los pies en el suelo. Gira las manos hacia dentro de forma que los dedos miren hacia ti.

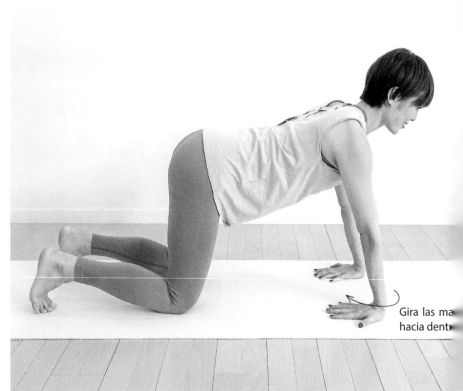

Gira las ma
hacia dentr

2 Al exhalar, echa la pelvis hacia atrás, estira la parte interna de los brazos y mira hacia abajo. Con las manos en el suelo, mantén la postura de tres a cinco respiraciones.

Echa la pelvis hacia atrás.

Estira la parte interna de los brazos.

No separes las manos del suelo.

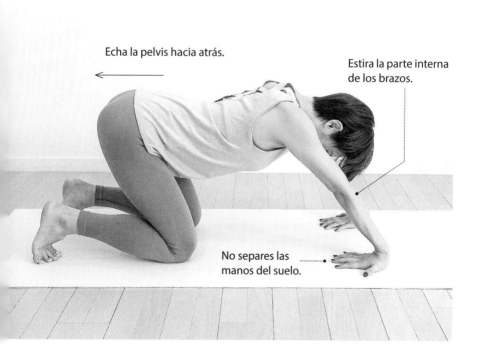

Mejora la circulación y despídete del cansancio

(Postura del delfín)

- Estimula la circulación sanguínea.
- Alivia la sensación de frío y la hinchazón.
- Reduce la fatiga y corrige el encorvamiento de la espalda.
- Alivia la rigidez de hombros.

1 Colócate a cuatro patas, apoya las puntas de los pies y los codos en el suelo y junta las manos.

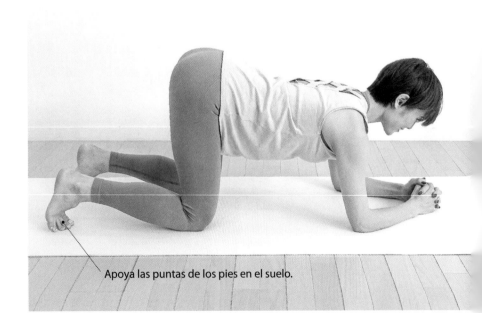

Apoya las puntas de los pies en el suelo.

2 Mientras inspiras, eleva la pelvis y estira la espalda. Al exhalar, acerca los talones al suelo tanto como puedas y mantén la postura de tres a cinco respiraciones.

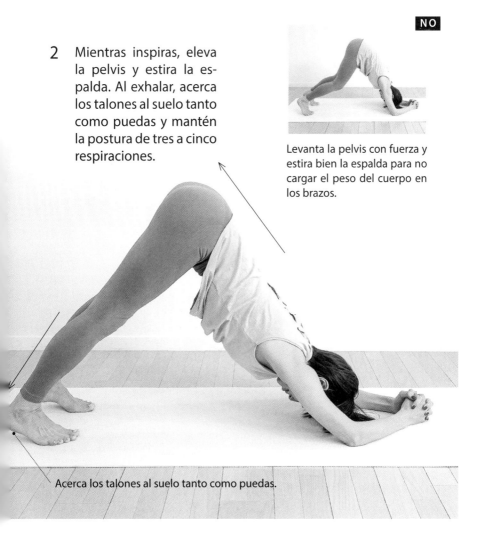

Levanta la pelvis con fuerza y estira bien la espalda para no cargar el peso del cuerpo en los brazos.

Acerca los talones al suelo tanto como puedas.

Reafirma la pelvis

Postura de la cara de vaca

- Devuelve la firmeza a la pelvis.
- Alivia la rigidez en los brazos, los hombros y el cuello.
- Mejora y previene las pérdidas de orina.
- Alivia el dolor de espalda.

Postura inicial

1 Ponte a cuatro patas y cruza la rodilla derecha con la izquierda.

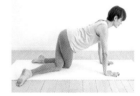

Nota cómo se estira.

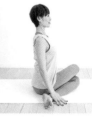

3

Levanta el codo izquierdo por detrás de la cabeza y empújalo ligeramente hacia atrás con la mano derecha.

2 Con cuidado, echa el trasero hacia atrás hasta quedar sentada. Estira la espalda.

Si al poner una rodilla sobre la otra el trasero no toca al suelo, siéntate y cruza solo las espinillas.

Más fácil »

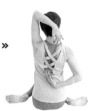

No hace falta que juntes las manos, acércalas tanto como puedas.

Detrás

4 Con el brazo derecho desde abajo y el izquierdo desde arriba, intenta que las manos se toquen en la espalda. Mantén la postura de tres a cinco respiraciones.

5 Sin soltarte las manos, inclina la parte superior del cuerpo hacia delante.

6 Pon las manos en el suelo y relájate. Mantén la postura de tres a cinco respiraciones y repite lo mismo hacia el otro lado.

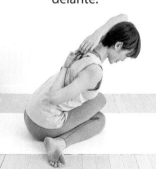

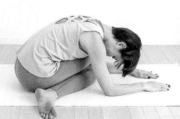

Despídete de los glúteos flácidos

Postura del puente con talones

- Mejora la forma de los muslos y los glúteos.
- Reafirma la cadera.
- Alivia y previene el dolor de espalda.
- Fortalece los músculos del suelo pélvico.

1

Túmbate bocarriba con las rodillas dobladas y junta los talones. Apoya las manos en el suelo, a ambos lados del cuerpo.

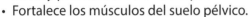
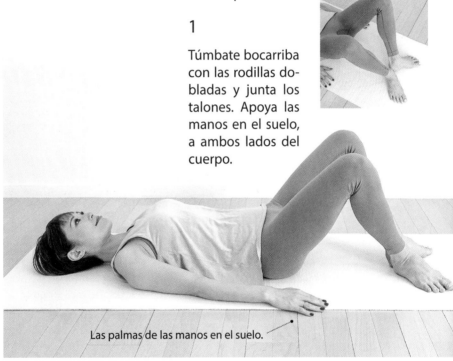

Las palmas de las manos en el suelo.

120

2 Al inspirar, eleva la pelvis y mantén la postura de tres a cinco respiraciones.

Levanta el trasero.

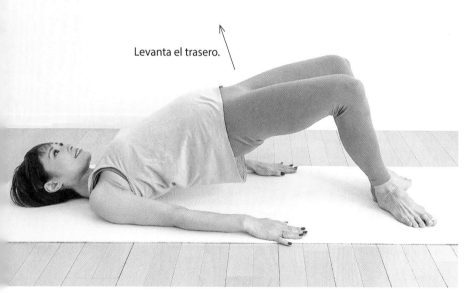

Postura de transición

(Postura de desgasificación)

Tumbada bocarriba, acerca las rodillas al pecho y relájate.

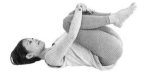

Despídete de la tristeza

Postura del pescado

- Alivia la fatiga visual y la de los hombros y el cuello.
- Mejora la calidad del sueño.
- Efecto revitalizante.
- Consigue una piel bonita.

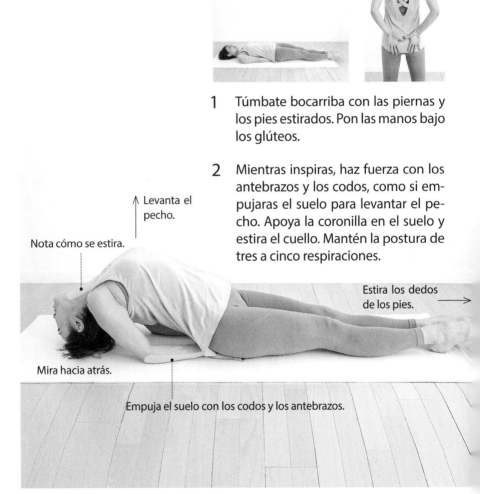

1 Túmbate bocarriba con las piernas y los pies estirados. Pon las manos bajo los glúteos.

2 Mientras inspiras, haz fuerza con los antebrazos y los codos, como si empujaras el suelo para levantar el pecho. Apoya la coronilla en el suelo y estira el cuello. Mantén la postura de tres a cinco respiraciones.

↑ Levanta el pecho.

Nota cómo se estira.

Estira los dedos de los pies.

Mira hacia atrás.

Empuja el suelo con los codos y los antebrazos.

3 Despacio, recupera la postura inicial. Quita las manos de debajo de los glúteos y colócalas en la parte trasera de la cabeza. Levanta la cabeza para estirar la parte posterior del cuello y mantén la postura de una a dos respiraciones.

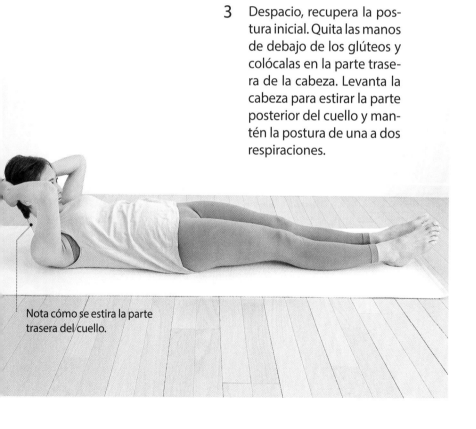

Nota cómo se estira la parte trasera del cuello.

Yoga en pareja para embarazadas

¿Conoces el yoga en pareja? Hace referencia a todas aquellas posturas que puedes realizar acompañada de tu pareja, de un familiar o de una amiga, o incluso de otro compañero de clase de yoga. Es una variante que te permite sentirte unida al cuerpo de la otra persona y profundizar vuestro vínculo.

Aquí os mostraré tres posturas de yoga en pareja adaptadas al embarazo. Mi marido, Tomoya, también aprendió yoga para parejas como parte de su instrucción para ser profesor de yoga, así que compartimos nuestras opiniones acerca de las posturas. Como no somos igual de flexibles, a veces él puede hacer ciertos estiramientos que yo no, lo que favorece la comunicación entre nosotros, pues hablamos de lo que sentimos en ese momento con el ejercicio.

También os enseñaré un masaje para eliminar la hinchazón de las piernas durante el embarazo: si no te es posible acudir a un masajista, podrá dártelo tu pareja.

Estiraos con comodidad el uno sobre el otro

Estiramiento de brazos espalda contra espalda

Efectos para la mujer:
- Elimina la tensión de la espalda y la rigidez de los hombros.
- Corrige la espalda encorvada.
- Mejora la respiración.

Efectos para la pareja:
- Estira la parte posterior de los muslos y las pantorrillas.

Sentaos espalda contra espalda. El hombre estira las piernas y levanta los dedos de los pies, mientras que la mujer se sienta con las piernas cruzadas y estira los brazos por encima de la cabeza. El hombre sujeta a la mujer por las muñecas y tira de ellas en diagonal hacia arriba.

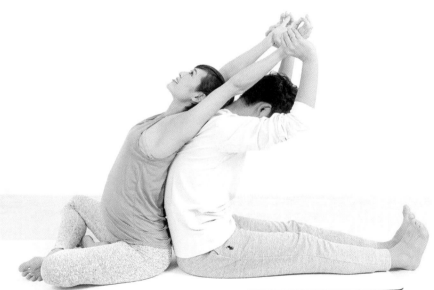

Refresca la espalda

Rotación del torso espalda contra espalda

- Estira el cuello y la columna.
- Mejora la postura.
- Elimina toxinas.
- Prepara el sistema nervioso autónomo.

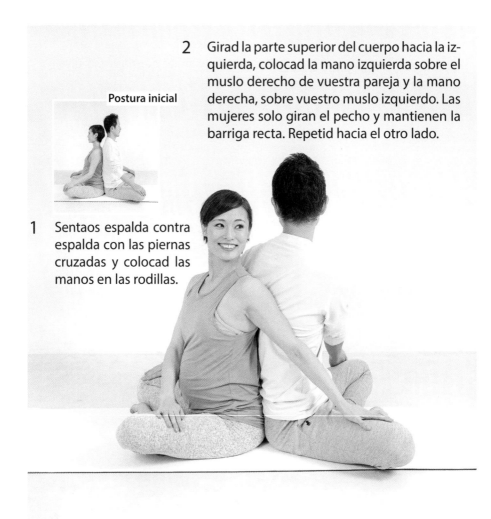

Postura inicial

2 Girad la parte superior del cuerpo hacia la izquierda, colocad la mano izquierda sobre el muslo derecho de vuestra pareja y la mano derecha, sobre vuestro muslo izquierdo. Las mujeres solo giran el pecho y mantienen la barriga recta. Repetid hacia el otro lado.

1 Sentaos espalda contra espalda con las piernas cruzadas y colocad las manos en las rodillas.

Elimina las molestias en las piernas y en la zona lumbar

Apertura de piernas en forma de V en pareja

- Estira la parte posterior de los muslos y las pantorrillas.
- Elimina la hinchazón de las piernas.
- Alivia y previene el dolor de espalda.

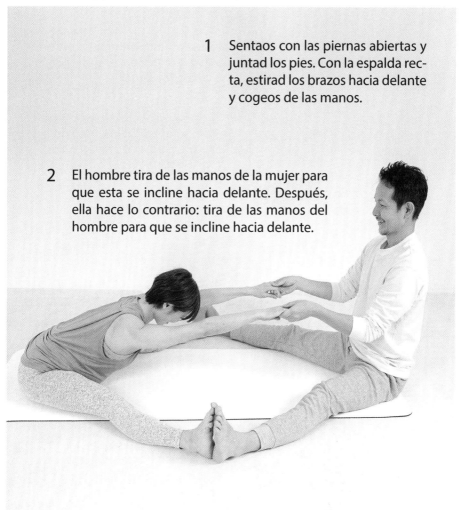

1   Sentaos con las piernas abiertas y juntad los pies. Con la espalda recta, estirad los brazos hacia delante y cogeos de las manos.

2   El hombre tira de las manos de la mujer para que esta se incline hacia delante. Después, ella hace lo contrario: tira de las manos del hombre para que se incline hacia delante.

Despídete de las piernas hinchadas

Masaje de piernas para embarazadas

- Mejora la circulación de la sangre.
- Elimina la hinchazón.
- Alivia la fatiga.

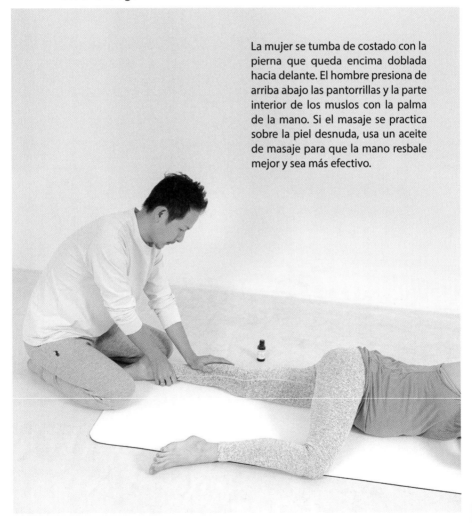

La mujer se tumba de costado con la pierna que queda encima doblada hacia delante. El hombre presiona de arriba abajo las pantorrillas y la parte interior de los muslos con la palma de la mano. Si el masaje se practica sobre la piel desnuda, usa un aceite de masaje para que la mano resbale mejor y sea más efectivo.

Preguntas y respuestas

¿Cuál es vuestro secreto para trabajar juntos desde casa?

TOMOYA: Han pasado unos seis años desde que nos casamos. Aproximadamente un mes después de casarnos, dejé mi trabajo en una oficina. Al año siguiente, nació nuestra primera hija, y empezamos el canal *B-life* poco después. Desde entonces, hemos trabajado juntos en casa. Hay gente que se quejaba de trabajar en casa a causa del confinamiento por el coronavirus, por lo que pasaban más tiempo con su pareja y se peleaban más. Personalmente, creo que para mantener una buena relación es importante hablar sobre lo que piensa cada uno y adaptarse el uno al otro.

A medida que pasan los años, pensamos que nuestra pareja nos entenderá siempre, aunque no le digamos las cosas, pero no es así. Hay muchas cosas que no se comprenden si no se verbalizan, como por ejemplo cuando uno de los dos se molesta por algo que ha hecho el otro. Ahora que trabajar desde casa se ha convertido en algo habitual, puede que sea el momento de que la relación con nuestra pareja también cambie. En una relación no hay una única opinión, por eso siempre que surja un problema tenéis que hablar y encontrar la mejor solución para los dos.

MARIKO: Si alguno de los dos, o ambos, empezáis a trabajar desde casa, lo mejor es revisar la división de las tareas y la economía del hogar. Por ejemplo, si la mujer está a cargo de las comidas, antes se encargaba de dos, el desayuno y la cena, pero ahora lo hace de tres. Incluso aunque sea un ama de casa a tiempo completo, cocinar tres veces al día es duro. En ese caso, estaría bien que el esposo se encargara de preparar la comida a mediodía o pedirla a domicilio. La mejor forma de decidir qué tarea hace cada uno es hablarlo y escoger el método que mejor os vaya a ambos, ya sea a medias o encargándose cada uno de lo que haga mejor.

Al pasar más tiempo juntos en casa, hay más oportunidades que nunca para observar cómo la otra persona hace las cosas y pensar cómo lo harías tú. Por eso, para evitar discusiones, es importante estar abierto a volver a repartir las tareas.

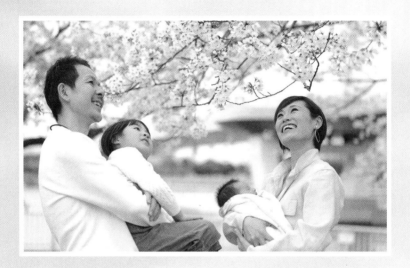

¿Cómo repartís las tareas del hogar?

Tomoya: Nosotros las repartimos según lo que nos gusta más. A Mariko le gusta moverse, así que se encarga de cocinar, lavar y limpiar la casa. Yo prefiero los trabajos mentales, así que me encargo de la gestión de la documentación y las finanzas. El cuidado de los niños lo repartimos entre los dos.

Si en una pareja hay algo que ninguno de los dos quiera realizar o no tenéis tiempo para hacerlo, lo mejor es contratar un servicio de limpieza. En definitiva, es mejor que estéis a gusto, aunque os cueste un poco de dinero, antes que agobiaros el uno al otro. Otra cosa importante es no criticar la forma de hacer las cosas del otro a menos que te pregunte tu opinión. Tenéis que encontrar el equilibrio entre repartir las tareas y dejar que el otro las haga.

¿Tenéis alguna queja el uno del otro?

Mariko: Muchas madres se quejan de que sus maridos no las ayudan con el cuidado de los hijos, pero ese no es mi caso. Tomoya me ha apoyado en todo desde que me quedé embarazada por primera vez. Estoy muy agradecida, pero cuando me pide su opinión sobre cómo ha hecho alguna cosa, a veces pienso que lo más rápido sería que lo hiciera yo. Soy una persona muy independiente, y en muchas ocasiones prefiero hacer las cosas sola. Incluso si quiero que haga algo, pero está trabajando, al final lo hago yo.

Tomoya: Por ejemplo, cuando quería salir durante el embarazo, siempre le preguntaba si quería que la llevase en coche porque ya le había crecido la barriga, pero me contestaba que no era necesario, que podía ir en bicicleta. Eso me disgustaba porque estaba preocupado. Aun así, cuando ella me decía que no necesitaba mi ayuda, era porque realmente estaba bien, así que traté de permanecer al margen hasta que ella me lo pidiera. Sin embargo, ahora que está amamantado, a menudo lo pasa mal. A mí me gustaría poder ayudar en algo, pero siempre espero a que me lo pida. A diferencia de Mariko, hay personas a las que sí les gusta que las ayuden. Por eso, creo que es importante conocer a tu pareja y saber cuándo necesita ayuda.

Después de una discusión, ¿cómo os reconciliáis?

Tomoya: Intento mantener la distancia y dejar que pase el tiempo. Si uno de los dos está de mal humor, sale a pasear o a comprar, toma un baño o se va a dormir primero. Antes, trataba de hablarlo con ella, aunque todavía estuviéramos enfadados. Sin embargo, sabía que, si no estábamos serenos, no nos escucharíamos ni transmitiríamos al otro lo que queríamos decir.

Dejando un poco de espacio y tiempo, los dos podremos hablar con calma y será más fácil hacer las paces. Si nos vamos a dormir y al día siguiente hemos olvidado la discusión, no sacamos el tema. No obstante, si todavía hay algo que solucionar, lo hablamos y aclaramos.

¿Os gusta trabajar juntos?

Mariko: A mí me gusta compartir la sensación de victoria cuando grabamos un buen vídeo o la alegría de recibir un comentario positivo con la publicación de un libro. Cada proyecto es un caos hasta que lo acabamos, pero siempre nos decimos que el esfuerzo ha valido la pena. Siento que nuestra conexión es cada vez más intensa.

Tomoya: Cuando hacemos retransmisiones en vivo, el sentimiento de victoria y la alegría son maravillosos. En cada directo se juntan miles de personas para vernos. Cuando nos miramos, sentimos que tenemos un mismo objetivo, es un sentimiento muy estimulante.

¿Qué es lo más importante a la hora de criar a los hijos?

Tomoya: Además de la disciplina básica, es importante respetar la independencia del niño. Mi hija de cinco años tiene un carácter resuelto (se parece a mí). Me gustaría que creciera sin perder esa determinación. El año pasado empezó a decidir la ropa que quería ponerse y, desde entonces, la dejo elegir. Quiero que se ponga sus prendas favoritas. Creo que es algo positivo, aunque siempre se ponga las mismas. Hubo una temporada en la que solo vestía con ropa de Minnie Mouse.

¿Algo que queréis que aprenda?

Mariko: Mi hija empezó a practicar *ballet* a los cuatro años. Yo misma hice *ballet* cuando era una niña, así que deseaba que lo aprendiera.

Pero si me dijera que no le gusta, no la volvería a llevar a clase. Creo que lo mejor es permitirles hacer lo que les gusta, y no obligarlos a hacer actividades con las que no disfrutan. De momento, no se ha quejado. Con cinco años la apuntamos a clases de piano porque cada vez que pasábamos por delante de una escuela de música y veía un piano decía: «Yo quiero, yo quiero». Le encanta su maestra y siempre va a clase ilusionada.

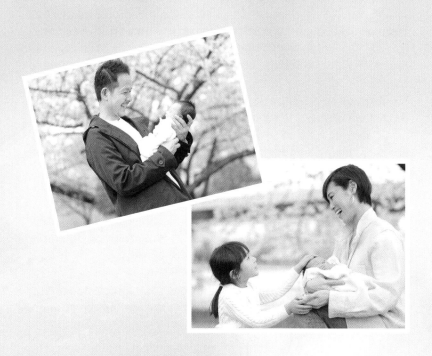

Tomoya: La apoyo en todas sus actividades para que no pierda la motivación. A la hora de escoger a su profesora, consideramos que, como a nuestra hija le gustan mucho las princesas, sería positivo buscar una profesora que pareciera una. A la niña le encantó su maestra y siempre tiene ganas de que llegue el momento de ver a su princesa favorita. De hecho, la clase semanal se ha convertido es un gran acontecimiento para ella y hasta se pone elegante para asistir. Se quita la ropa con la que viene de la guardería y se pone tiaras y collares de juguete. Creo que esa es la clave de que se divierta tanto.

¿Cómo queréis criar a vuestro hijo recién nacido?

Mariko: Igual que a mi hija: quiero que mi hijo también haga lo que le guste. No voy a criarlo de forma distinta por ser un chico. Me gustaría que hiciera algún deporte que le gustara, no me importa cuál sea mientras disfrute con él.

Tomoya: Estoy de acuerdo con Mariko, aunque me gustaría que hiciera yoga. La flexibilidad que uno desarrolla con el yoga le resultará útil en cualquier deporte. Nuestra hija nos imita cuando practicamos yoga, así que espero que su hermano haga lo mismo. De hecho, la niña no sabe que está haciendo yoga; ella cree que estamos jugando, y eso es lo importante: cuanto más se divierta, mejor.

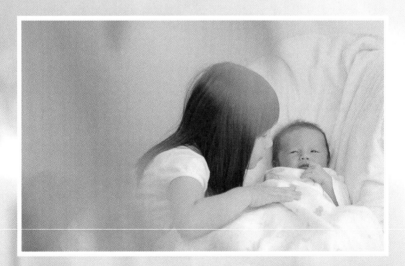

Cómo usar el calendario quincenal de yoga, antes y después de dar a luz

Hemos preparado un programa de yoga prenatal y posparto de dos semanas para aquellas personas que deseen desarrollar el hábito de practicar yoga para embarazadas, pero no saben cómo adquirirlo. Combina los seis vídeos que aparecen en este libro con otros que tenemos en YouTube. El estado físico de cada persona es diferente tanto antes como después del parto. Por eso, te recomiendo que confecciones tu propio programa siempre tomando en consideración tu estado actual.

Título del vídeo

¡Están todos en YouTube!

Número del vídeo

Busca el #número en el canal *B-life* para encontrar tu vídeo.

Duración del vídeo

Si no tienes mucho tiempo, úsalo para escoger el vídeo.

Espacio para notas

Apunta cómo te encuentras ese día, si has practicado los contenidos del libro o si has hecho otros ejercicios.

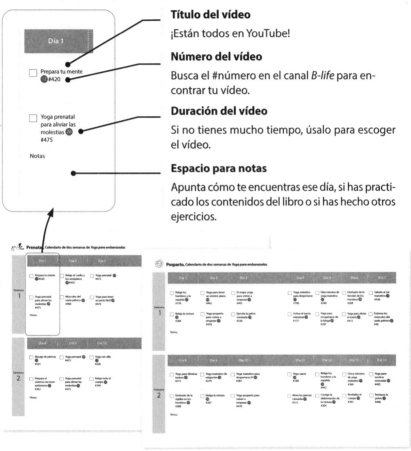

Descárgalo en PDF para usarlo junto a los vídeos

¡Descarga el calendario en PDF desde el código QR!
Si pulsas en el título del vídeo, te redirigirá al vídeo de YouTube.
También te recomiendo que lo imprimas y lo cuelgues en la pared para motivarte.

Prenatal. Calendario de dos semanas de *Yoga para embarazada*

	Día 1	Día 2	Día 3
Semana 1	☐ Prepara tu mente 12 #420	☐ Relaja el cuello y los omóplatos 12 #435	☐ Yoga prenatal 14 #473
	☐ Yoga prenatal para aliviar las molestias 26 #475	☐ Músculos del suelo pélvico 17 #469	☐ Yoga para tener un parto fácil 15 #474

Notas

	Día 8	Día 9	Día 10
Semana 2	☐ Masaje de piernas 12 #425	☐ Yoga prenatal 14 #473	☐ Yoga con silla 11 #226
	☐ Prepara el sistema nervioso autónomo 11 #363	☐ Yoga prenatal para aliviar las molestias 26 #475	☐ Relaja todo el cuerpo 18 #394

Notas

Día 4	Día 5	Día 6	Día 7
☐ Yoga matutino (edición especial) **14** #247	☐ Alivia la rigidez de los hombros **14** #460	☐ Yoga para tener un rostro fino **11** #430	☐ Yoga suave **13** #440
☐ Alivia la fatiga **12** #406	☐ Aumenta la resistencia para tener un parto fácil **21** #477	☐ Yoga prenatal para preparar el cuerpo y la mente **27** #476	☐ Adoración a la luna **15** #448

Día 11	Día 12	Día 13	Día 14
☐ Yoga para tener un parto fácil **15** #474	☐ Yoga matutino para despertarse **16** #224	☐ Relaja los omóplatos **12** #408	☐ Alivia la rigidez del cuello **13** #341
☐ Corrección de la pelvis **16** #212	☐ Aumenta la resistencia para tener un parto fácil **21** #477	☐ Autocuidado para tener unas piernas delgadas **21** #389	☐ Yoga prenatal para preparar el cuerpo y la mente **27** #476

Posparto. Calendario de dos semanas de *Yoga para embarazadas*

	Día 1	Día 2	Día 3
Semana 1	☐ Relaja los hombros y la espalda ⑫ #170	☐ Yoga para tener un vientre plano ⑬ #442	☐ El mejor yoga para volver a empezar ⑨ #401
	☐ Relaja la cintura ⑰ #384	☐ Yoga posparto para volver a empezar ⑯ #478	☐ Ejercita la pelvis tumbada ⑬ #330

Notas

	Día 8	Día 9	Día 10
Semana 2	☐ Yoga para eliminar toxinas ⑯ #215	☐ Yoga matutino de relajación ⑩ #279	☐ Yoga matutino para despertarse IV ⑭ #381
	☐ Deshazte de la rigidez en los hombros ⑫ #288	☐ Relaja la cintura ⑯ #287	☐ Yoga posparto para volver a empezar ⑯ #478

Notas

Día 4	Día 5	Día 6	Día 7
☐ Yoga matutino para despertarse **11** #180	☐ Diez minutos de yoga matutino **12** #240	☐ Deshazte de la tensión de los hombros **18** #268	☐ Saludo al sol matutino **14** #436
☐ Activa el tracto intestinal **16** #177	☐ Yoga para recuperarse de la fatiga **17** #397	☐ Yoga para aliviar el estrés **25** #415	☐ Entrena los músculos del suelo pélvico **11** #49

Día 11	Día 12	Día 13	Día 14
☐ Yoga suave **14** #189	☐ Relaja los hombros y la espalda **10** #443	☐ Cinco minutos de yoga matutino **7** #369	☐ Yoga para sentirse renovada **14** #405
☐ Alivia las piernas cansadas **10** #315	☐ Corrige la deformación de la cintura **15** #204	☐ Revitaliza el cuerpo **15** #393	☐ Restaura la pelvis **13** #466

Para terminar

Muchas gracias por elegir este libro para acompañarte durante el embarazo y el posparto.

Escribí *Yoga para embarazadas* tras saber que estaba embarazada de mi segundo hijo. Pensé que sería una buena idea compartir lo que sabía para ayudar a otras mujeres embarazadas con el proceso.

Mientras pensaba en cómo estructurar el libro, el bebé se sacudió en la barriga y empezó a moverse. Dicen que los sentimientos de la madre se transmiten al bebé, y quiero pensar que en ese momento mi futuro hijo estaba tan feliz como yo por estar creando este libro.

La capacidad de dar vida es algo mágico y milagroso. Todas las vidas son únicas en apariencia, personalidad y pensamiento, y no debemos intentar cambiar a alguien porque no nos guste alguna faceta suya.

En realidad, si solo nos centramos en nuestros aspectos negativos, no veremos todo lo bueno que tenemos y nos odiaremos. Debido a la ansiedad del embarazo, e incluso cuando el bebé ya ha nacido, es posible que en ocasiones lo veamos todo negro.

Un bebé, por otro lado, trae felicidad y alegría a quienes lo rodea, y cuidarlo no es tan complicado. Solo debes amamantarlo, dejarlo dormir y cambiarle los pañales; es simple. A medida que vayan creciendo, nos empezarán a pedir más porque podrán hacer más cosas. No te agobies ni te culpes si no te resulta posible darles algo de lo que te piden. Si esto te ocurre, piensa en ti cuando eras niña.

En cuanto nos convertimos en padres, sentimos la obligación de esforzarnos por cuidar de nuestros hijos, pero debes ser consciente de que no puedes dedicarles las veinticuatro horas de tu día todos los días del año. En ocasiones necesitamos relajarnos. Trata de no agobiarte con tus pensamientos y déjate llevar por lo que sientes para saber cuándo necesitas dedicarte tiempo a ti o a tu pareja.

¿Te estás esforzando demasiado?
¿Has tenido tiempo para ti?
¿Estás tensa?
¿A menudo te sientes frustrada o deprimida?

El estrés, la ansiedad y la tensión se acumulan sin que lo notes, así que, de vez en cuando, descansa y piensa en si de verdad hace falta esforzarse hasta la extenuación. Esto te ayudará a mantener la mente y el cuerpo en equilibrio y a tener buena salud.

No te preocupes demasiado, solo vive y quiérete a ti misma.

El yoga centrado en el presente te ayudará.

MARIKO

Sobre los autores

Mariko, *B-life*

Instructora de *B-life* nacida en la prefectura de Chiba, Japón. Dio a luz a una niña en septiembre de 2015 y a un niño en marzo de 2021. Empezó a practicar *ballet* a los nueve años y, mientras estaba en el instituto, perteneció al club de gimnasia rítmica del centro.

En la universidad, asistía a clases durante el día y, por las noches, acudía a una escuela de *ballet* en Tokio. Tras graduarse, ingresó en la Compañía Nacional de Ballet y actuó en numerosos espectáculos. Tras dejar la compañía, fue profesora de esta disciplina y se preparó para impartir clases de yoga y *fitness*. Hasta ahora ha enseñado a miles de personas. En *B-life,* utiliza su experiencia para crear originales vídeos de yoga, *fitness* y *ballet,* y se ha ganado el apoyo de muchos seguidores.

Tomoya, *B-life*

Nacido en la prefectura de Gifu, Japón, se encarga de la gestión del canal de *B-life.* En 2001, aprobó el examen de contable en Estados Unidos y encontró trabajo en una empresa tecnológica que quebró a los dos años. En 2004, se mudó a Canadá para estudiar Negocios Internacionales y aprender inglés en un intento por reconstruir su carrera profesional. Allí tuvo su primer contacto con el yoga. Al volver a Japón, trabajó durante diez años para varias empresas extranjeras, como Hermes y Disney, antes de crear su propio negocio. Inició el canal *B-life* junto a su esposa Mariko. El canal ganó 1,2 millones de suscriptores muy rápido y acumuló más de 250 millones de visitas, lo que lo convirtió en el canal de yoga y *fitness* más popular entre las mujeres japonesas. Ahora, Tomoya se encarga de la gestión del canal, la grabación, la edición y la planificación de los vídeos.

[Web] https://www.blifetokyo.com/
[YouTube] www.youtube.com/c/BlifeTokyo
[Instagram] [Twitter] [Facebook] @blifetokyo

Esperamos que haya disfrutado
de *Yoga para embarazadas,*
de Mariko y Tomoya,
y le invitamos a visitarnos
en www.kitsunebooks.org,
donde encontrará más información
sobre nuestras publicaciones.

Recuerde que también puede seguir
a Kitsune Books en redes sociales
o suscribirse a nuestra *newsletter.*

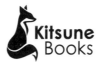